科學刮痧
修復全書

MGA筋鑑康創辦人
奧運隨隊物理治療師 黃卉君／著

【圖解】**8**大部位×**34**個對症手法
從痧圖回推傷害，讓身體再也不疼痛

目
次

[第 1 章]

為什麼現代人需要刮痧？

[第 5 章]

關於刮痧的問題，一次解答！

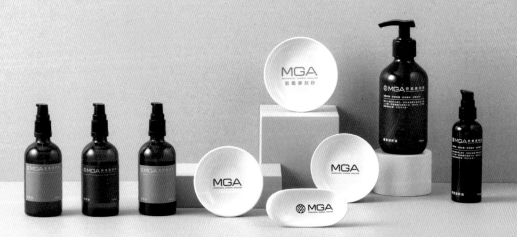

從中西醫角度，
深入探索刮痧的奧祕

台灣物理治療學會理事長
陽明交通大學物理治療暨輔助科技學系教授　王子娟

　　我非常榮幸且興奮地向您推薦這本非常有價值的新書《科學刮痧修復全書》。這是一本以科學實證為基礎的全方位刮痧解剖書籍，由祖傳三代的刮痧專家、奧運隨隊物理治療師黃卉君所撰寫。

　　卉君是一位優秀的物理治療師，她關心人、關心事，有著理性的腦、感性的心，作為台灣刮痧傳統的第三代子孫，作者黃卉君從小就深受刮痧的影響。對她來說，刮痧不僅僅是中暑時的緩解方式，也是家人之間關愛的共通語言。大學時代的卉君，習得物理治療之知識技能與行醫態度，且在台大研究所求學期間，不但以最科學的方法來驗證這項古老的刮痧文化，並使中西結合的刮痧療法或保健之特色，逐漸被建立起來。

　　在這本書中，您將從中西醫的角度深入探索刮痧的奧祕。您將了解到刮痧有許多適應症，是一種緩解身體不適的方式。關鍵在於選擇正確的器具和介質，如刮痧盤和刮痧油，並運用刮拭的技巧，使痧能浮現於皮膚表面。

刮痧所呈現的「痧圖」，其實具有重要意義。透過正確的刮痧方法，痧圖能提供鑑別度，讓我們能辨識痧的種類，了解傷痛的新舊程度，甚至推斷當事人的生活習慣。因此，這本書將教導您如何保養身體，並提供了34種常見的對症刮痧方法，輔以清晰的照片圖解步驟。

　　透過這本書，您不僅能夠理解刮痧的原理，更能掌握刮痧的技巧。您將深入了解這項古老療法的價值，並學會如何運用刮痧來改善自己和他人的身體狀況。

　　我誠摯地推薦這本《科學刮痧修復全書》，它將為您帶來全新的視角，並能深入了解健康。無論您是對刮痧有興趣，或是渴望改善自己的健康狀態，這本書都將是您不可或缺的寶典。

一本圖文並茂，
並探討科學實證的刮痧好書

輔仁大學體育系專任助理教授 陳譽仁

「老師，您有刮痧過嗎？」我回答「沒有耶！」這是卉君成為我的研究生後最先問我的問題。

「老師，我們家裡是做刮痧的，在我的經驗裡，我覺得刮痧能放鬆軟組織的程度還有維持的時間，似乎比徒手按摩來得久一些，您要不要試試看？」於是當天下午就在我的辦公室裡，第一次體驗了從上背部到下背部的完整刮痧，真的是一個非常有趣的經驗。

刮痧完之後，皮膚會有一點點熱熱脹脹的感覺，不過肩頸及下背部真的會感覺輕鬆許多，且效果甚至能維持數週。因此我們就有共識，卉君的碩士論文會以「刮痧比較傳統徒手放鬆」作為研究方向，並且試著以數據量化的方式來評估不同治療的效果。

這個研究主題不但對卉君來說具有很大的意義，對於「非侵入式放鬆

軟組織手法」能以客觀量化方式來探討治療效果，是一個很有趣的方向。在不斷地回顧過去相關文獻與參考之前其他研究的結果，加上用彈性超音波來當量化治療結果的工具，我們發現，刮痧的效果真的不是只有感受與經驗，而是真實存在，且能挑戰其他徒手方法放鬆軟組織的能力。這是一個美好的經驗，我想也奠定了卉君持續朝這個方向努力的基礎。

此後我們也看到許多歐美國家出現類似刮痧的系統，對於患者進行軟組織鬆動，亞洲人和東方人覺得屬於傳統醫療的刮痧，竟然也慢慢地在影響西方國家的醫療。

「老師，我要開業了！」這是卉君在畢業之後某天突然告訴我的訊息，我非常開心也祝福她能將家傳事業發揚光大。開幕當天與日本友人一起前往桃園體驗台灣刮痧的治療手法，友人覺得非常新奇也很有效果，當天也看到許多運動員，他們都是卉君在投入隨隊運動治療服務後幫助過的選手，也持續地成為她的死忠粉絲。直到後來，卉君不但在台北開了第二家MGA筋鑑康刮痧，更在社群媒體上看到她成立企業與持續開展分店、不斷精進充實自己的種種過程，對於她求上進的熱情、藉由種種不同訓練課程來充實自己成為一位企業家，及在經營事業上，認真有計畫的執行力，都讓人由衷的佩服。

「老師，我要出刮痧的書了，可以請您幫我寫序嗎？」在看到她成家

與有孩子之後，又有一個新的計畫，我開心地說「當然好！」卉君持續且穩定的向前邁進，從開業到開展分店、視訊媒體曝光分享，以及到現在的出版書籍，都一再地顯示出她的持續努力不懈，以及逐步實現計畫目標的能力，這是多麼難能可貴的優秀年輕人。

在閱讀初步的內容後，這是一本圖文並茂，解釋清楚與不斷探討實證與背後可能機轉的臨床工具書，也是將刮痧從器皿、介質、評估到執行手法都演繹清楚的一本好書。我很榮幸能夠推薦給身為讀者的您，希望您也能感受到卉君熱情努力的能量。我也期待未來卉君能持續地再帶給我驚喜，也祝福MGA筋鑑康刮痧能持續開枝散葉，繼續發揮市場影響力。

當你覺得不舒服，
卻找不出原因時

我們家是祖傳刮痧，從小到大，各種情況都會有刮痧的出現，像是幼稚園手肘脫臼（我是高關節活動度者，小的時候不小心動一動肘關節就跑掉了，都要靠外公喬回去）、國小時騎腳踏車跌倒、國中時課業變多，開始有些假性近視、高中時升學壓力變大，痘痘開始狂長、大學實習時醫院報告太緊張，內心瘋狂焦慮，睡不好又心情鬱悶……甚至後來到國家訓練中心工作，因為太操勞而急性腸胃炎，吃藥都各種噴射吐出來，又或是創業後，身心壓力過大，汗皰疹長在腳上，擦皮膚科藥物都沒效，癢到我無法踩地，還因此停工3天療養身體時。

以上這些成長過程，都是靠母親的一句「來！來刮痧！」而舒緩了我的身體不適，刮痧像母親派來的守護天使一樣，讓我平安健康，度過每個人生的挑戰時期。成為物理治療師開始踏入臨床工作後，常常也會聽到身

旁的親友，訴說著各種求醫檢查，但一直找不到問題而開始四處求神問卜的狀況。就拿我一位朋友的哥哥來說，他從高中開始就身體不舒服，覺得血液循環很差、容易疲憊，也很常頭痛，且怎麼睡都覺得睡不飽。

我遇到朋友哥哥的時候，他已經30幾歲了，後來是經由他妹妹的介紹而來到MGA，脊椎一刮是滿滿的黑痧，其他部位就不說了，因為脊椎是全身血液循環的轉運總站，心臟只是幫浦，但身體循環好不好，看脊椎及刮痧時的手感阻力就會略知一二了。

聽他說在這幾年當中，所有的中、西醫師及師傅都去看過了，西醫的部分看過心臟科、神經科、骨科等，檢測則做過腦波、自律神經檢測、X光檢查、電腦斷層等等，所有能想到的幾乎都做了一輪，但所有的結果都是「沒有問題」。

針對身體緊繃的部分，醫師也開了肌肉鬆弛劑，但吃完還是覺得全身很緊。中醫及民俗醫療部分，也試過針灸、推拿及刮痧，在針灸跟刮痧時，聽他說痛到不行，痧一個多星期才退掉（基本上，這樣的中軸退痧時間在MGA系統來看是過長的，常見的原因是對方真的是用力刮出痧，跟我們強調的痧是浮出來的，有很大的不同），所以要不是妹妹推薦，他其實是很排斥刮痧，因為被嚇到了。

醫生說沒事，但身體會說話

十幾年來，有名的、別人推薦的都看過了，但所有的檢查都說沒事，所有的方法也都試過了，因此到最後，他開始告訴自己、催眠自己「我真的沒事」。其實聽到最後，我是有些難過的，怎麼會看到最後是要催眠自己沒事呢？之前聽他妹妹訴說這一路的求醫過程，語氣是很難過的，因為她跟哥哥的感情很好，自己也是護理師，但卻什麼忙都幫不上，所有人都覺得哥哥在無病呻吟，因為全部檢查都沒事，唯有妹妹相信哥哥是真的很不舒服。

後來該個案試著開始運動，增加血流，是有覺得好一點，但只要工作壓力大就會不舒服，而且他完全不敢喝溫水，只能喝熱水，不然一樣會覺得不舒服。但就在來找我並進行第一次刮痧後，他開始感受到血液的流通，刮到第三次時，他開始可以不再只喝熱水，喝常溫水也不會覺得不舒服了！

他在刮痧的過程中，剛好正逢轉換工作跑道之際，後來面試上一份很棒的海外工作，年薪高達好幾百萬。後來他告訴我，非常感謝我讓他的身體重新舒坦開來，才帶來了好運氣，因為原本以為會上的公司沒有錄取，反而錄取了年薪更高、機會更好，一開始覺很難進入的大公司！一直到現在，他只要一回國，就一定會再來找我刮痧。

從上述的真實經驗，我們可以得知，刮痧是一種能快速且大量促進身體血液循環的保健手法，正因血流通暢了，也會直接影響身體的修復能力，這正是身體狀態逐漸好轉的關鍵原因。針對本書的內容，我們會結合解剖與現有刮痧文獻的資料，再搭配祖傳三代的刮痧經驗，讓傳統的刮痧也能用現代的科學視角被認識。

然而，科技雖日新月異，但仍存在許多人類尚未能明確說明的現象，針對祖先所傳下來的智慧，若尚未能被科學精準量化與說明的部分，我皆謙卑的看待屬於人類的渺小，也邀請讀者與我一同感受中醫傳統與西方科學所激盪出的美感。刮痧對我來說，是一門迷人的學問，也是家人的共同記憶，希望有緣讀到本書的您，也能一起透過刮痧守護自己及家人，祝大家都平安健康，進而追求人生更多的機會及幸福。

MGA筋鑑康刮痧創辦人、奧運隨隊物理治療師　黃卉君

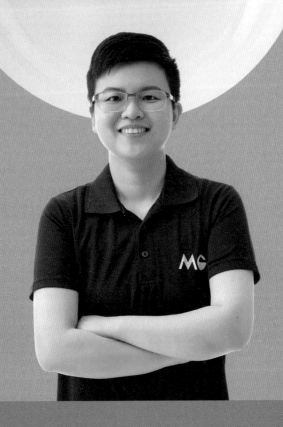

[第 1 章]

為什麼現代人
需要刮痧？

1

什麼是「刮痧」？

　　一般人聽到刮痧，很常會聯想到「中暑」，但從我在作者序中講述的成長過程，大家應該可以發現，不只是中暑才能刮痧，從感冒不適、肌肉痠痛、睡不好到工作壓力大等，都可以用刮痧來緩解。

　　「刮痧」在台灣大多被歸類於民俗調理的範疇中，雖為中醫療法「砭、針、灸、藥、按蹻（推拿）及導引（氣功）」中的首位，即砭法，但實際上在許多中醫及後中醫學系課程中，對刮痧的教學與了解篇幅相對較少，大多數的中醫課程都著重在針灸與藥理等，刮痧相較之下是比較費時與費力的處理方式，也是在健保制度且充斥大量患者之下，中醫師們較難好好施展的手法。

　　「砭石」泛指邊緣光滑的石頭，在中醫的文獻記載中，相傳在石器時代或狩獵時代，人們需要採集果實或捕捉野獸，過程中難免被野獸抓傷或樹枝割傷，當傷口進入紅、腫、熱、痛的發炎期時，先姑且不論傷口是否會受到病菌感染的風險，此時只要有發炎的地方，難免會癢癢脹脹的。

因此，古人開始無意識的靠在石壁上或隨手拿起石頭，刮拭自己的皮膚，在刮拭後由於傷口附近的血液循環增加，也恰巧促進了傷口的修復，而在反覆操作下，古人開始從無意識到有意識的刮拭自己的皮膚，慢慢地演進之下，就形成後來的刮痧。

另一方面，在西方醫學中，刮痧的操作型定義則是「使用表面平滑的器具，在皮膚經過潤滑之後，重複單一方向的作用力，直到痧的顯現，即為刮痧」（Repeated, unidirectional, press-stroking with a smooth edge over a lubricated area of the body surface until sha blemishes appear.）。

痧是「傷」的浮現，而非大力刮出來的

在這裡，有幾點注意事項想要跟大家分享。

首先，刮痧是一件物理性的事情，如同高中物理學過的壓力公式——正向力（F）除以接觸（或稱受力）面積（A）等於壓力（P）。透過刮痧器具，人的手傳遞一個力量（F），透過器具與皮膚接觸（A），在皮膚上造成一個單一方向的作用力（P），直到身體的痧「浮現」（編按：壓力〔P〕＝力〔F〕／受力面積〔A〕）。

這裡要特別注意的是，痧是「傷害」的表徵，是透過刮這個動作而「浮出來」的，而非硬刮出來的。這也是我們系統中非常強調的三大概念之一，後續章節會再細說。但如果痧是傷，你比較傾向讓它透過刮而被發

現，還是假裝沒有傷害而繼續存在於身體中呢？

根據壓力的公式，在器具的選擇上，接觸皮膚所產生的接觸面積與器具的厚薄度、形狀、大小等，會有很直接的關聯，**如果接觸面積不適當（通常是太厚，接觸面積太大，壓力則會變小），就會變成一直摩擦表皮，直到出痧，這時痧就真的是被「刮」出來，而非浮出來了。**

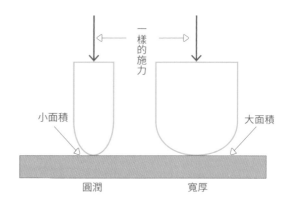

圖1-1　較扁平的物體因為較小的接觸面積，在一樣的施力下，可以產生較大的壓力。

因此在**MGA**系統中，我們非常強調器具的重要性，我們的專屬刮痧器具都是根據多年刮痧經驗所設計而成，每個刮痧盤都是自行打樣生產並經人工挑選，才能製成符合人體工學、不傷害操作者的手部，並且完全符合刮拭身體各部位所需的刮痧器具。

另外，除了器具之外，負責潤膚的「介質」，也就是刮痧所使用的油，也扮演著另一個重要的角色。當介質太黏稠，像是膏類，塗抹在皮膚上時由於阻力太大，因此所有的作用力、摩擦力都會被皮膚所吸收，進而產生出「被刮出來的痧」，無法如我們所說「痧是傷的呈現」，也就無法刮出具有「鑑別度」的痧，實際操作就會演變成想要哪裡出痧，即用力刮下去就有痧的狀況，這違反了我們的本意，更造就出許多人排斥刮痧的慘

痛陰影，因為真的太痛了。或覺得刮痧很可怕、是沒有科學根據的傳統民俗療法（關於器具及刮痧油，詳見第三章的介紹）。

事實上，不是刮痧本身很痛，雖「通則不痛，痛則不通」，但這背後有科學的見解，與身體組織的健康程度有關，之後會於後文分享，但絕不是因為刮很大力、摩擦阻力太大所導致。

最後，當我們理解器具的接觸面積與介質的摩擦係數，對於科學刮痧的重要性之後，我們要來談談「力道」，也就是刮痧操作手法的重要性。許多人可能會很想要知道，所謂力道是刮幾下或是要多大力的客觀量化依據，但很可惜的是，由於每個人的高矮胖瘦、身體組成比例不一樣，因此我會建議大家在初學時，刮到「皮膚紅紅的」，或是有點出「紅痧」就可以了（見圖1-2）。

如果要往更專業的刮痧手法邁進，則會建議大家試著去刮到「第一層阻力減緩」的程度，這代表我們已經刮到目標組織，也就是最主要緊繃的部位了，只要張力有逐漸減少，再透過長時間的刮痧保養，其實身體的舊傷與新傷都能因為每次的刮痧而安全舒緩，不用急於一時而追求非常用力地刮出很多痧，反而容易有反效果，而關於組織的分層，詳見第四章頁134的介紹。

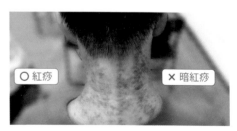

圖1-2　左側為一般紅痧，右側為暗紅痧，初學者只需刮到如左側的紅痧即可，才不會導致深層的痧沉入更深。

順著身體屬性來刮痧，不可過度刮拭

此外，剛開始刮痧時，勿過於執著追求一定要刮出痧。許多人剛刮完時看不太出來，但經過一段時間，會有出痧太甚的危險情況產生（多因當事人本身血液流速較慢的關係），或如果因為本身的身體代謝較差，就很容易在退痧過程中，反而產生「沉痧」的狀況。此時，當事人有可能因刮痧過程中的皮肉疼痛而對操作者產生不諒解，也有可能會因個人潛在的疾病問題，而導致退痧太久、按壓容易疼痛、身體出現非典型不良反應等刮後問題，因此不可不謹慎，請讀者千萬不要追求刮出很多痧。

總結來說，在初步學習時，仍要戒慎恐懼，不要因為看到很多痧就過於開心，忘了思量對方身體是否可承受、是否可代謝等體質根本問題，勿見痧心喜、矯枉過正，而是要順著被刮者當下的身體情況，刮到第一層阻力，自然浮出痧就好，也千萬不要以為唯有出痧才有效而硬要刮出痧，因為有些人當下的身體傷害是出不了痧的，越大力硬刮只會產生劇痛，並增加組織纖維化或角質化的風險，請大家最好配合當事人身體的代謝狀況，慢慢刮拭即可，欲速則不達。

2

為什麼要刮痧？

從小到大，我是一路被刮長大的，舉凡感冒、鼻塞、喉嚨痛、生理期來，甚至在考試前後的準備與身體調理或失戀等，都可以刮痧。

在醫學上，中醫師大多會認為刮痧是「瀉氣」的一種，而在中醫理論中，「氣」是維持人體活命的力量，負責協調運作生理活動，氣不足會造成代謝不順或停滯，所以不能常刮，避免瀉太多，使身體變虛；另一方面，西醫師的觀點則認為刮痧是造成「毛細微血管的破裂」，因此看到出痧時，會覺得有點可怕，認為為什麼要一直破壞身體的微血管，而對刮痧也可能持有保留的態度。

若是單純從以上中、西醫師的直觀與主觀觀點來看，除非是因為被刮者好像有點「中暑」，讓人能馬上聯想到華人傳統經驗「可透過刮痧處理」，不然正向支持透過「刮痧保養」的人並不多，然而若一個民俗調理法能被流傳上千年，想必一定有它的厲害之處，不然隨著物競天擇的自然法則，刮痧早已失傳或只成為一段民間故事。

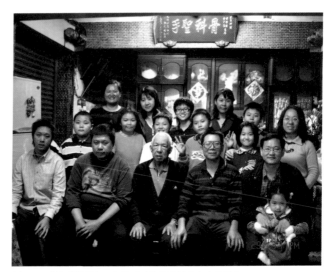

圖1-3　從小我就是在一個把刮痧融入生活的家庭中長大。

刮痧能促進血液循環，加速身體修復

大家可能會好奇，究竟為什麼要刮痧呢？或是刮痧究竟能帶來哪些好處？簡單來說，「血液循環」是身體修復的基石，而刮痧的好處與重點則在於血流的「引導」。

當發生意外，需透過刮痧來緩解時，以急性扭傷腳踝來說，我會思考如何透過周圍的脛前肌、比目魚肌或周圍的血管，讓腫脹部位的組織液被帶走，進而減少發炎反應的不適，並加速組織的循環，讓扭傷的地方趕快康復。這就像是開一條道路，透過刮痧把傷口內的血液引導而出，使它盡快修復。

相反地，如果是慢性扭傷的舊疾，狀況可能是比另一隻腳稍微腫一些，部分角度動起來會不舒服、天氣變化時會特別痠等，那我就會思考如何透過刮痧，將血流引導到受傷的組織周圍，透過血液循環的重新啟動，讓大量的血液與養分重新流入該部位，讓受傷的部位進行修復，也就是「打開身體自行修復的開關」。

　　因此，刮痧是透過刮拭皮膚，讓血流增加後，促進該處的修復，以達到保健及促進健康的目的。然而這樣的身體修復能力，本該是人體原先就具備的，但因現代人大多處於亞健康的高壓與久坐狀態，才會導致修復力變差。

　　既然修復能力和血流是否足夠有很大的關係，當血流不足時，局部的血液循環增加太多，就會使用到其他部位的血流，也就可能造成中醫觀點所說的「瀉氣太多，導致身體過虛」的現象，因此刮痧操作者對於被刮者的刮痧策略，尤其是第四章提到的「八部思維」環節就很重要。

　　由於每個人的體質有所差異，若是有經驗的刮痧老師，都須盡可能地衡量被刮者的血流狀況，通常我們會從對方刮痧當下的皮膚會不會「紅」來判斷血流情況，雖然身體在最健康和最糟的情況下，都會刮不出痧，但「皮膚的紅潤與否」，則跟血液循環是否足夠，有最直接的關聯性。

　　當有了「血液循環是身體修復的重要基石」概念後，刮痧就成為所有保健方法中，最能有效促進血液循環的手法，我想這也是它能歷久不衰的主要原因之一。

唯有身體舒服，才有餘力實現夢想

宏觀一點來看，如果可以透過刮痧讓身體維持健康且暢通的狀態，那麼我們的情緒就會較為穩定，此時大腦的思考及判斷則會更加理性且客觀，不容易被侷限。

你可以想像當一個人身體不舒服，可能是長期失眠睡不著、肩頸痠痛到影響日常生活、體力不好或容易感冒生病等，此時如果工作上出現夢寐以求的外派或晉升機會，這個人是否會因為身體不舒服，而無法去爭取想要的職位呢？又或是當身體不舒服，好不容易熬到回家，但家中的長輩、伴侶、孩子卻出現一些突發狀況，而讓自己的心情有些起伏時，會不會就瞬間理智線爆炸，讓自己早已消磨的耐心在最後一根稻草的加壓下，導致親密關係的衝突，而在我們抒發完那些傷人的話語後，許多時候都只是在情緒的浪潮下罷了，但看到對方的傷心或怨懟，我們是否會產生更多的自責或負面想法呢？

以我曾遇過的個案來說，曾有一位爸爸，他來刮痧時對我說，最近很容易對兩歲的女兒及剛出生不久的小寶貝不耐煩、發脾氣，深感自責。但由於是我刮了好一段時間的個案，我非常知道對方有多愛自己的孩子，因此趕緊跟他說：「你要不要先刮完後再來檢討自己，因為在身體不舒服的情況下，任何人都容易心情不好。」結果一刮，果然是滿滿的「燥熱痧」，顯見體內處於非常躁動的狀態，也存在許多說不出的情緒及壓力，

刮完後身體暢通，原本緊張的關係瞬間消除，這名爸爸又回到平日被女兒們擁抱的幸福狀態。

　　健康之所以重要，是因為唯有健康的身體，才能有穩定的情緒，有穩定的情緒才能有良好的大腦思考與判斷能力，才能讓我們擁有較長的自在活動時間（健康餘命）去實現夢想。人生是由許多人與人的互動及重要時刻的選擇所堆疊而成，這些都跟身體健康具有直接關聯性。因此透過刮痧保健身體，讓健康成為最好的傳承，身為孩子的我們不讓父母擔心，或身為父母的我們不成為孩子起跑線上的負擔，透過刮痧，讓自己有好的身體狀態與基本盤去追求自我實現，這正是刮痧保健的最終目的。

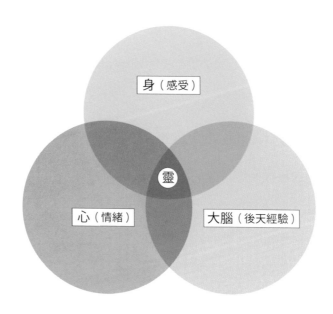

圖1-4　人是由身、心及大腦所組成，三者的訊號來源缺一不可，才能達成平衡。

3

從「科學角度」來驗證刮痧

　　看完前文後可以得知，刮痧雖為傳統醫學的砭法之一，除了是古人的智慧結晶外，目前也有許多專家及學者透過現代的實證醫學，深入探討刮痧的科學性。或許現代科技還無法「科學量化」刮痧的所有面向，但量化的研究與質化的研究一樣重要，而醫學上的許多研究都來自於臨床的觀察，因此如果要以科學實證的角度來說明為什麼刮痧有效，目前的文獻大致可歸納出下列三大面向：

① 刮痧能最有效增加血流，促進組織修復

　　針對刮痧背後機制進行探討的第一篇研究為Nielson學者等人在2007年所做的實驗，其主要的探討內容為針對11位健康的受試者，利用雷射都普勒儀器去量測刮痧前後對於皮膚及皮下組織的微循環，會產生什麼樣的生理變化。結果發現，在刮痧完後的第7.5分鐘產生相較於刮痧前的微循環，其增加近4倍之多，而整個實驗的過程當中，血流在刮痧後立即增

加並持續到刮後第25分鐘，都具有微循環的顯著增加。

血液循環對於組織修復來說扮演著重要角色，而近4倍的充血量更為所有非侵入方式中充血量最高的，由此可知刮痧對於自我修復力的提升是最好的方式，且藉由微循環的增加將有助打破上述慢性疼痛的惡性循環，有效改善慢性疼痛的不適。

② 門閥控制理論（Gate control theory）

根據門閥控制理論，當給予表皮機械式受器（mechanoreceptor）與傷害感受體（nociceptor）一良性刺激時，將可減少疼痛傳導路徑的訊號傳遞，進而降低疼痛。

此理論與按摩或是藉由冰敷，使溫度覺或觸覺神經抑制疼痛覺神經傳遞有異曲同工之效。這也是為什麼孩子跌倒時，我們常會說媽媽（或爸爸）呼呼有關，因為觸摸的感覺神經傳遞速度，跑得比痛覺神經快。

③ 生物化學反應：提高自體免疫力

Kwong學者在2009年經由動物實驗當中發現，在刮痧完後對於第一型血色素氧化酵素（heme oxygenase-1, HO-1）有向上調節的作用，並在刮痧完後立即出現且持續至少5天，HO-1為一種抗發炎與免疫調節的物質，並具有細胞保護（Cytoprotective）與鎮痛的效果，而這也可能與刮痧的療效之所以能刮一次就有效舒緩，並持續至少7天有關。

此外，Chen學者等人在2016年的實驗中更發現刮完痧之後，能有效提升樹突細胞、T細胞淋巴球及巨噬細胞等自體免疫細胞濃度，而該篇研究更發現有一氧化氮（NO）的物質出現，一氧化氮具有血管舒張及增加血流之作用，因此也可藉此解釋為什麼刮完痧之後能有效增加血流的根本來源，就是因為一氧化氮的關係。

整體來說，我認為血液循環與免疫力都是刮痧能促進健康的主要原因，也是刮痧的神奇之處，再者，透過刮痧的刮拭方向，刮的動作屬於「機械作用力」，如果身體有氣結或傷疤組織，都可以透過刮痧而變得較平順。

刮痧對於慢性疼痛之影響

Braun學者與Lauche學者先後在2011及2012年提出採用刮痧的介入方式，對於慢性頸痛的病患有什麼療效。Braun學者發現，刮痧組相較於控制組在疼痛與生活功能上都有顯著的改善，並持續至少7天　而Lauche學者同樣也發現刮痧組相較於控制組，在疼痛、壓力疼痛閾值（Pressure pain threshold）與生活功能上都具有顯著改善，並也持續至少7天。

以上兩篇都是屬於良好實驗設計下的隨機對照研究（randomized controlled trial, RCT），皆客觀顯示出刮痧對於慢性疼痛的好處，甚至針對這部分也已經有了統合分析（meta analysis）證據等級的研究加以統整，證明了刮痧的有效性，整體來說，傳統民俗調理其實也可以很科學。

4

刮痧的手法系統&三大概念

　　經過前文的說明後，相信大家已對刮痧有一定的了解。刮痧並不是隨便拿個東西，然後隨意地刮到出痧就叫刮痧，它是有特定的方向、力道，包括使用的器具與介質（油），都非常講究。以我所創辦的MGA刮痧系統（Myofascial Guasha Analysis，筋鑑康刮痧）來說，大致可分為下列三個子系統，透過不同刮痧手法，得以用來判斷不同身體部位的問題，以達到不同的處理目標。

① 運動刮痧

　　這是2016年我隨奧運培訓隊出賽時所研發出來的手法，有別於傳統刮痧一定要出痧，運動刮痧手法較為溫和，不追求出痧，處理時間較短，疼痛感也比較輕微且安全好上手，非常適合選手與一般大眾，因此本書接下來介紹的手法也會以「運動刮痧」為主，雖名為運動刮痧，但絕對不只是運動員才能使用，在我們的操作中，運動刮痧是最被民眾所接受的手法，因為手法最溫和且安全。

② 肌理性刮痧

手法較深層，以刮拭到深層肌肉為目標，並做到肌肉痧圖理學鑑定的刮痧手法，需要的手法技術層次較高。當採用此種刮痧手法時，就會需要刮到完整痧圖的呈現，及出現各種痧圖樣貌（關於痧圖的說明，請見第二章），初見痧圖時，會覺得比較嚇人，因此建議大家先從本書中的入門手法開始練起，切勿心急，才能刮得健康又安全。

③ 內臟刮痧

主要以脊椎的交感神經分布、腹部內臟器官、副交感神經分布，以及內臟經絡為思考依據。可以分成上腹的消化腸胃系統，以及下腹的泌尿生殖系統，而上肢則是為心肺功能的延伸，下肢則為腸胃與泌尿生殖系統的延伸，是屬於比較進階的刮痧手法，需經過一定時間的學習才可為之，初學者不可輕易嘗試。

刮痧前一定要知道的「三大概念」

在認識三大刮痧類別後，接下來要說明三個關於刮痧的重要概念，如果能在一開始就先了解這些理論，不論是操作者或被刮者，都能更理解刮痧所帶來的意義。

① 不同的痧種，在不同的部位，有不同的意義

使用MGA專屬的刮痧器具及刮痧油，並配合不同的刮痧手法，將會有不同的痧種浮現。也因為每個部位的解剖構造、功能及神經反射區不一樣，因此這些痧代表著不同的問題狀況，簡單來說，透過痧的浮現（即「痧圖」），就可以知道每個人的身體故事。

② 痧不是被刻意刮出來，而是透過刮，
讓原本已存在的痧「浮現」

正如前文所說，痧不是硬刮出來的，當用蠻力硬刮時，這時的痧就是靠蠻力把表皮刮到微血管破裂，**由於是硬刮的成果，無法具有傷與痧圖之間的鑑定與鑑別，**因此在整個刮痧過程，甚至是刮完痧之後，被刮者都會產生非常大的疼痛，因為身上的痧都是硬刮出來的。這也導致為什麼許多人排斥刮痧，認為刮痧是造成皮膚纖維化的主要原因（關於纖維化的說明，請參考頁48）。

不過，如果是使用正確的刮痧器具並搭配正確的手法，你就會發現「痧是浮出來的」。

③ 身體的傷，痧會知道

這也是我們一直在強調的重點，即「痧是傷害的呈現」，而痧在研究上的組織切片來看，是紅血球的呈現，而紅血球會有含氧量多寡的差異，

因此如果是舊傷（像是小時候跌倒、幾年前出車禍），含氧量就會比較少，痧圖看起來的顏色就會比較深且暗；反之，若是剛發生的傷害，細胞含氧量還很高，刮出來的顏色就會比較鮮紅。

我們也能從痧圖的呈現，回推是多久之前所產生的傷害，進而了解被刮者的生活習慣，像是太常低頭滑手機、電腦沒有擺放在正中間等，從生活源頭著手來避免傷害的累積。

看完上述說明後，你可能會開始好奇，「痧」究竟是什麼？又代表哪些含義呢？我們將在下一篇文章來說明。

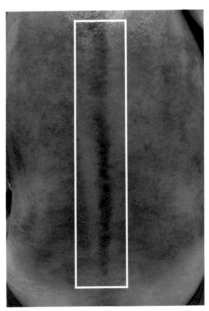

圖1-5　該個案有長時間久坐的腰痛舊傷，因此刮痧後在脊椎上浮現顏色較深的舊傷痧圖。

5

「痧」究竟是什麼？
如何浮現的？

　　既然前文提到，不同的痧種在不同的部位，有不同的意義，可見痧的呈現也能說明一個人的健康狀況。不過，「痧」究竟是什麼呢？關於痧的形成，中西醫有不同說法。西醫的觀點認為是毛細微血管的破裂，但如果是單純因為刮的動作而造成的破裂，那就會產生三個問題，包括：

① 為什麼會有血管破與不破，也就是有痧或無痧的差別？明明都是一樣的力道啊？

② 為什麼血管破就破，但有些痧比較深，有些痧比較淺呢？

③ 為什麼在實際刮痧中，有些痧摸起來平平的，而有些卻凸起來，呈現立體狀呢？

　　基於以上的問題，我認為痧不是單純毛細微血管被刮到破裂，如此直觀的想法，再者，還有所謂「沉痧」的現象，是指痧出現後，因為當事人沒有好好休息，進而在1至3分鐘內痧突然不見，這種狀況好發在四肢，是屬於滿棘手的現象。因此，若你是初步接觸刮痧，請務必依照本書中的教學，輕輕刮拭即可，勿追求過度出痧，後續也要配合揉痧的步驟（關於

揉痧，請參考頁207至210），這樣才能好好退痧，真正把傷代謝掉，不然就白刮、白痛了。

至於中醫的說法，認為痧是一種氣滯血瘀的產物，為一種瘀結，是身體內在不平衡的狀態。元代醫學家朱丹溪說：「百病皆起於瘀，瘀者塞也，塞者不通，不通則痛。」因此有痧的地方，往往都會有些疼痛。

然而，若只是一句氣滯血瘀，應該有許多人仍會滿頭問號，至少接觸物理治療師養成的我，還是有種似懂非懂的狀態，例如，什麼情況會造成氣滯呢？而氣滯又會造成什麼生理現象，進而影響身體？血瘀是指血液在血管中的流速變緩慢嗎？還是指周圍的肌肉比較緊繃，所以壓破血管呢？但如果從另一個角度來看，倘若身體的傷，痧會知道，那麼我們是否可以從組織受傷後的生理機制，來回推「痧」可能的形成機制呢？

從受傷後的生理機制，來看痧的形成

一般來說，組織受傷後，會分成三個階段進行修復：

第一階段——發炎期

當身體受傷時，例如皮膚有個傷口，此時可能會有點流血，因此身體會開始派遣血小板、白血球等免疫細胞去凝血與殺菌，預防傷害擴大。

第二階段——增生期

此時身體會開始想進行修復，因此會使纖維母細胞開始作用，產生許

多肉芽組織以進行上皮化（Epithelialization），讓傷口癒合，使受傷的地方可以有細胞填充。我們可以想像成是有一個洞（身體受傷的地方）需要填起來，因此需要許多的鋼筋、水泥被運過來填補，而由於身體運送細胞需要管道，而那個管道就是「血管」，因此在增生期時，會同步產生「血管新生」（Angiogenesis），以增加血流，運送修復因子到受傷的地方。

在一般的情況來說，新生的血管在身體修復後，由於不需要了，因此會經由細胞凋亡（Apoptosis）而被吞噬掉，但如果是慢性發炎或長期肌肉緊繃呢？例如長時間打電腦、滑手機，舊的傷害來不及好完全，就又累積了新的傷害，此時新生的血管將分布在傷害處，但血流因為慢性發炎的關係，因此長期之下又沒有足夠的養分能讓患處得以被好好修復，那麼會不會因為此時這些原本新生的血管變得比較脆弱，因而在刮痧時，容易因為表皮的刮力，而拉扯到皮下較為脆弱的組織，而造成有傷害的地方出現被消耗殆盡的紅血球細胞，也就是說，有傷的地方因為血管新生的關係，而容易導致有痧的出現。

第三階段——重塑期

在運送過來許多纖維與組織要進行修復後，一開始的組織排列是比較雜亂無章的，但由於我們需要做各種抗重力的動作，肌肉與筋膜在各部位也都有相對應的排列方式，因此在組織重塑期時，就會使這些細胞與修復材料重新被排列，並形成傷疤組織。

重塑期時，如皮膚表皮受傷流血，則會形成一層結痂的組織，一開始原本比較大片，再來傷口會自己收縮，變得比較小也比較堅韌，透過肉眼就可以發現傷口處形成較凸出的傷疤組織，但如果患處是在皮下組織中呢？這些凸出的傷疤，就不會像皮膚的傷口可被肉眼直接看出，那會不會我們刮出的各種型態痧種，跟這些傷疤組織是有相關的呢？

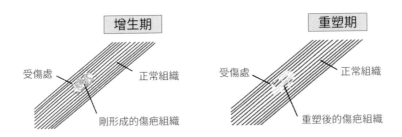

圖1-6　組織增生期及重塑期的變化示意圖

（出自https://www.thehealthybodycompany.com.au/why-rest-isnt-always-best/）

　　最後，統整一下上述的資訊，雖然我們很難從現今的設備中真實看到痧的形成過程，但透過組織修復的三階段，我推測痧的形成與血管新生及傷疤組織有關，而圖1-7是2016年時，陳醫師團隊的研究報

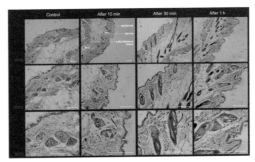

圖1-7　此圖為刮痧後之組織切片，紅色部分為紅血球細胞。（出自Chen學者等人在2016年的實驗中，所發現「痧為紅血球之顯現」之圖例 https://pubmed.ncbi.nlm.nih.gov/27672506/）

告，可以看到刮痧後的皮下組織切片有紅血球的細胞，也就是說，那些肉眼看到的痧，其實是紅血球的呈現。

在MGA系統的臨床運用上，紅血球的「含氧量」會決定痧的鮮紅或暗沉，較鮮紅的痧通常都代表剛受傷不久，因此含氧量較高，也就能幫助我們回推了解當事人是何時受的傷，又能怎麼預防，畢竟現代人文明病較多，因此大多數人不一定會記得自己曾受過傷，如果可以透過含氧量的時間回推，則有助於回想受傷的過程，進而預防傷害。

簡單來說，刮痧可說是華人祖先所留下的「肉眼超音波」技術，讓我們透過眼睛就能知道對方的身體故事，進而與故事作連結，因為身體很老實，有傷就會有痧，身體的傷，痧會知道。

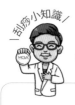

刮痧小知識

從出痧的位置，也能看出情緒

從中醫的五臟與情緒的關聯性來看，在身體部位對應的反射區中，例如：心主喜、肺主悲、脾主思、肝主怒、腎主恐等，如果在該部位或反射區刮出的痧特別深層，其實也代表著對方可能承受著某些情緒的困擾，因此透過刮痧去調理身體，也可以讓人在擁有暢通與舒服的身體之後，能有穩定的情緒去面對生活中的人事物。

出痧位置	心臟	肺臟	脾臟	肝臟	腎臟
對應情緒	喜悅	悲傷	思慮	憤怒	恐懼

6

刮痧和筋膜、
疼痛間的關係

　　在中醫的說法中，有一句話是「通則不痛，痛則不通」。基本上，刮痧通常會產生一定的疼痛，這跟平時若想要刮痧，多半是因為當下身體有一些不舒服的情況所致，因此在「不通」的情況下，當然就會「痛」。事實上，會痛其實是好的，這代表著身體有能力能告訴我們大腦的一些警訊，而如果身體有問題，但刮痧時卻完全沒有痛感，就可能是非常嚴重的「石頭人」了（關於石頭人，請見頁48）。

筋膜中的玻尿酸較濃稠時，痛感也會增加

　　那麼，這個「不通」在西醫中可以怎麼解釋呢？這與筋膜內的玻尿酸濃度有關。筋膜（Fascia）是一種結締組織，主要內含物為水分、蛋白多醣體、膠原纖維及彈性纖維等，更是人體維持正常功能運作的關鍵，遍布於肌肉、神經、血管、內臟、大腦等重要器官的周圍。更具體來說，筋膜之於人體，是一套連結全身的溝通系統。

由於筋膜內含玻尿酸，當濃度比較濃稠時，它的pH值會下降且偏酸，同時筋膜之間的滑順性也會比較不好，導致動作時會卡卡的、感覺好像有東西拉住你的不順感，整體的滑動和順暢度欠佳。另外，筋膜布滿許多感覺神經，其中淺層筋膜更多達2億5千萬個神經末梢（nerve endings），而當它處在偏酸的狀態時，對於「機械作用力」，也就是所謂的外力刺激會比較敏感，就容易感覺到痛。因此，當你的筋膜不那麼健康暢通時，就會很容易「不通則痛」。

　　由此可見，**刮痧時之所以會痛**，並不是因為「刮」的動作所造成的，而是因為本身的傷，以及筋膜層中的玻尿酸濃度偏高以致偏酸，所以對於外力施壓的疼痛感會增加。除此之外，如果你的傷已經形成傷疤組織，在刮的過程中阻力感高、暢通性不佳，自然也會容易感到比較痛。

　　那麼，為什麼透過刮痧可以減緩這樣的疼痛呢？因為刮痧可以讓身體組織的溫度提高、增加血流，而在溫度提高的狀態下，玻尿酸的濃度會降低，進而使筋膜層的滑動變得比較滑順。此外，刮痧能啟動人體的修復機制，讓過往的傷害有機會再次好好修復完全。

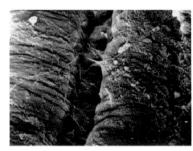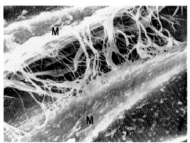

圖1-8　左圖為正常筋膜，右圖為長時間靜止不動的筋膜，可見筋膜排列較為雜亂。
　　　　來源：Jarvinen,2002

7

刮痧如何促進
「運動表現」？

　　看完了前面的文章，相信大家已經越來越能理解刮痧的意義，再加上透過各種科學驗證，不但能散熱、放鬆及改善身體的傷害，對於有在健身的朋友來說，也是改善運動表現的好方法。

　　你可能會很好奇：「刮痧能促進運動表現？」事實上是「可以」的。其實這個根源要追溯自2016年，當時我是里約奧運的隨隊治療師，負責幫助選手們做物理治療，我在當時就有搭配刮痧來幫助選手們，不過因為要配合選手比賽，因此使用的是運動刮痧，不追求出痧以達到不中斷選手的訓練，不需要很深層的放鬆，就能得到不錯的效果。況且太深層的放鬆，肌肉可能會需要時間調適，而不是短時間就能很有效率的收縮，因此透過淺層的刮拭，對於備賽的選手來說其實效果是最好的。

　　針對非備賽期間的選手，如果想要突破自己過去的成績，那麼臨床上我們通常採用的是「肌理性刮痧」，會刮比較深層，會需要比較多的休息時間，痧退完之後也會需要較長的時間讓身體重新適應訓練，退痧後一開

始由於肌肉感受度提升了，因此可能訓練的重量或強度不需要太高，就有刺激肌肉生長的效果。隨著時間慢慢增加課表強度，由於過去肌肉的收縮因為軟組織的緊繃，而被限制住了有效肌肉收縮的能力，在刮完痧之後，肌肉得以用較好的狀態適應每次的課表，因此在一段時間後（根據每個人的訓練週期，若為每週訓練2至3次的頻率下，通常需2到3個月），就能突破個人最佳成績。關於「刮痧提升運動表現」的實例，可掃描下列QR碼，參考實證影片。

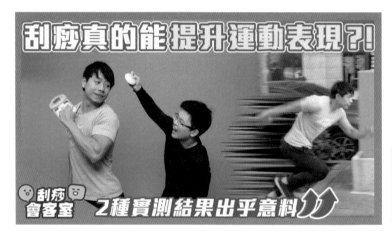

　　至於運動人士的痧圖，由於伴隨著訓練時所受的傷害，因此通常痧圖看起來都會比較嚴重，但由於他們的代謝也很好，就算是看起來很嚴重的痧圖，大多只需要2至3天就會退完了。針對這類族群的痧圖，我通常會簡稱「有在練痧」，其特徵包括：

① 刮出來的痧非常全面性，常是一大片非常密集且顏色偏深的痧圖（有些人會覺得稍可怕）。

② 退痧過程會比一般人快很多，原一週才能退完的痧量，大多2至3天就會

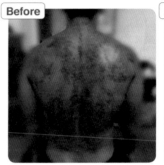
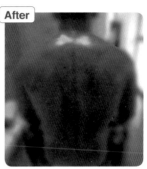

圖1-9、1-10　這是一位教練的痧圖照片，兩次刮痧相隔約一個月，可看出進步非常多。

退完了，可看出有訓練真的有差，代謝很好。

③ 下一次再來刮痧時，通常會進步很多，不太會再出現一大片深層痧。

　　此外，教練們的痧圖也常能看出運動種類或是傷害的形成。之前我曾遇過一位教練，他的痧是屬於最嚴重等級，而且內傷很重，退痧時浮出底下更黑的傷害痕跡。一問之下才知道他過去曾教授泰拳、散打，教課過程需要對打，因此刮完後才會呈現像是被打過的內傷痕跡。

原本握推一直卡關，刮痧後可推至110公斤

　　至於提升運動表現的部分，我想以之前來找過我的學弟Hunter物理治療師為例。當時他來找我時，是因為握推的重量一直上不去，最大重量停在107.5公斤很久，始終無法再增加重量。後來經過一次刮痧再搭配後續的訓練，兩個月後他的握推終於來到110公斤。

　　其實很多人重訓會卡關的原因，主要是因為長期訓練，導致筋膜非常

緊繃，肌肉無法伸展，你可以想成是一條香腸，被緊緊的扭住，外層的表皮好比我們的筋膜，被繃得很緊，導致裡面所包裹的肌肉也無法順利收縮、膨脹，重訓的重量強度難以增加。對這樣的人來說，就非常適合透過刮痧來放鬆肌肉。

這裡也特別提醒，若是針對「最大肌力」進行刮痧調整，在刮完後初次訓練時，可能還是會覺得使不上力，甚至訓練重量需要調降，這是常見的正常反應，因為以前可能都是靠繃緊的肌肉硬撐著做動作，並非使用肌肉真正的收縮力量。但身體在刮完痧後，會回到原始狀態，需要重新調整，好處是這時的每個動作都會扎實地動到肌肉，本體感覺、肌肉感受會上升，而且在隨著一次次訓練後，通常在2至3個月後就會有所突破。

針對舉重的部分，在2019年的研究中也顯示刮痧確實對訓練能產生正面助益。這是一個為期8週，共16次刮痧處理的隨機對照研究（randomized controlled trial, RCT），探討刮痧對於舉重選手在抓舉及挺舉的表現上，是否有所助益。

該實驗將這些舉重選手分為刮痧組、模擬組及控制組，三組皆接受一般舉重訓練，並在8週後分別驗收舉重能力（抓舉及挺舉）、運動後自覺量表（評量人體運動狀況的檢測表，此處為1RM的85％，3次3回合）及各項生化指標，其中包含肌酸磷化酶（creatinine kinase, CK）、血清尿素氮（blood urea nitrogen, BUN）及免疫球蛋白A（immunoglobulin A, IgA）的數值。

上述三組的刮痧範圍、頻率、強度及相關結果如頁47表格。由表格中的數據可得知，藉由刮痧可以讓舉重選手在訓練時更有效率，而且是較為輕鬆的，並能幫助他們更快地恢復且提升免疫力。尤其該實驗的研究者更進一步提到，一般舉重選手要在抓舉及挺舉各增加5公斤的重量時，約需要大於4個月的時間，但刮痧組的選手們於2個月內就可以辦到，讓抓舉與挺舉的重量皆增加5公斤。

　　透過該實驗即可看出，刮痧確實對訓練能產生正面助益，也說明了刮痧對選手訓練具有初步的科學實證。

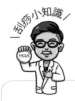

刮痧小知識

刮完痧的當天，可以進行訓練嗎？

　　一般來說，刮完後需正常退痧，並搭配熱敷及按摩，才能好好修復肌肉。若個案不是職業選手，且非賽季或備賽期間，當天刮完，我們通常會建議好好休息、不要訓練，如果能配合，我們通常也會刮得比較深層，讓放鬆效果更持久，讓身體有時間徹底修復。

　　倘若一定要訓練或是在備賽的賽季期間，我們就會在刮痧的手法上進行調整，但通常會建議對方，雖然不用停止訓練，但在刮後要訓練時，一定要多花時間暖身，一開始的強度也要降低一些，之後再慢慢增加，因為刮完後本體感覺會提升，滿多選手的敏捷跟速度都會直接增加，會需要選手重新適應比較輕盈的身體，熟悉如何控制身體用力的狀況，這部分也會需要刮痧操作者與選手間的默契培養，讀者若有刮到選手，可以再仔細觀察。

以刮痧處理舉重選手的隨機對照研究

項目	刮痧組（15 人）	模擬組（14 人）	控制組（14 人）
刮痧範圍	頭、頸、背與上肢（含膀胱經、心經及心包經）	頭、頸、背與上肢（含膀胱經、心經及心包經）	無
頻率	為期 8 週，一週 2 次，每次約 20 分鐘	為期 8 週，一週 2 次，每次約 10 分鐘	無
刮痧強度	刮到皮膚呈緋紅色	刮到皮膚出現淡紅色	無
8 週後結果			
舉重能力			
抓舉	抓舉重量顯著提升 ▲5.6%	抓舉重量顯著提升 ▲2.4%	抓舉重量無顯著增加 ▲0.9%
挺舉	挺舉重量顯著提升 ▲5.9%	挺舉重量顯著提升 ▲2.3%	挺舉重量無顯著增加 ▲1.5%
運動自覺量表（RPE）			
抓舉	費力程度顯著下降（▼3.07）	費力程度有下降趨勢（▼1.07）	費力程度無明顯差異（▼0.5）
挺舉	費力程度顯著下降（▼2.2）	費力程度有下降趨勢（▼1.1）	費力程度無明顯差異（▼0.3）
生化指標			
CK levels	顯著下降（▼71U/L）	下降趨勢（▽21U/L）	無明顯差異（▼8U/L）
BUN levels	些微下降（▼0.23mmol/L）	些微上升（▲0.18mmol/L）	些微上升（▲0.15mmol/L）
IgA levels	顯著上升（▲0.37g/L）	上升趨勢（▲0.15g/L）	無明顯差異（▲0.01g/L）

資料來源：Wang X, Jia B, Zhong H, Huang X, Chen R, Yang J. Effects of Gua Sha therapy on weightlifting training: a randomized trial. J Tradit Chin Med. 2019 Aug;39(4):575-581. PMID: 32186106.

常刮痧容易變石頭人？
器具是關鍵

很多人會問我：「老師，我以前的刮痧經驗很差，每次都好痛，感覺皮膚都要被刮破了。」這就有可能是前文所說的，**因為使用的器具或介質不對，進而產生強烈疼痛的感覺**。

當刮痧的接觸面積太大、壓力變小，沒有刮到位時，就會一直在摩擦表皮，造成表皮纖維化。被刮者剛開始可能會感到放鬆，但是刮了2至3次之後，就開始沒感覺了，越刮身體越僵硬，就會變成俗稱的「石頭人」。大家可以想像，如果身上的某處皮膚被長時間大力摩擦，自然會變得角質化與暗沉，長此以往，當然會排斥刮痧。

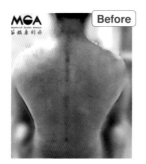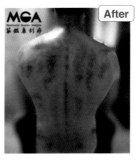

圖1-11　圖中的個案即是石頭人的代表案例，左圖是他剛來刮痧時，因為過去不當刮痧，導致皮膚角質化而刮不出痧，重新正確刮痧調理後，右圖為約2週後再刮，身體開始回復彈性，便能刮出痧了。

如何辨別自己是否為「石頭人」？

　　最簡單的自我判斷依據為「刮完之後的身體輕鬆感」，如果一開始刮完可以得到7天的放鬆，但後來放鬆的天數越來越短，且皮膚變得粗糙、沒彈性，或是摸起來像石頭一樣硬，就有可能是皮膚纖維化或角質化。

　　這類人的血液循環通常不太好，筋膜的緊繃程度偏高，因為鈣離子進到身體後難以被釋放，會在軟組織——筋膜裡的束帶（taut band）形成「激痛點」（trigger point）。按壓激痛點會摸到如顆粒般的結節，被按壓的部位會有局部疼痛，也可能引發遠端部位疼痛。

　　不過，表皮纖維化是可逆的，刮完痧後，軟組織會重新修復和充血，回到有彈性的狀態。只要用對刮痧盤、刮痧油，搭配正確的操作手法，表皮就不太會纖維化。

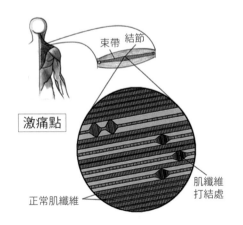

圖1-12　束帶（taut band）與激痛點（trigger point）示意圖。

來源：https://www.ncbi.nlm.nih.gov/pmc/articles/PMC4508225

> 刮痧護家，用愛刮痧，
> 那是一種——
> 我相信你，因此袒露身體的不適讓你知道；
> 我在乎你，因此我拿起刮痧盤希望能好好呵護你，
> 不存在言語的愛，
> 都透過紅血球，
> 傳遞我們的心。

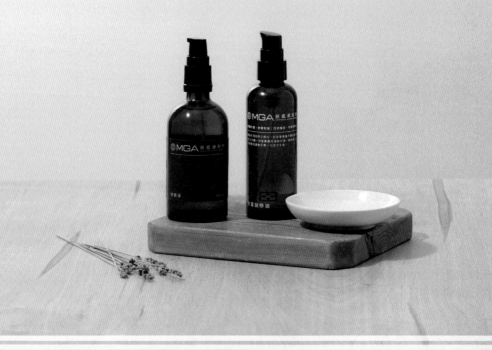

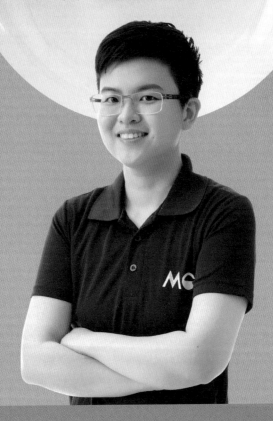

[第 2 章]

如何從「痧」
看身體的傷？

1

認識痧種和痧圖

在MGA的系統中，刮痧完後痧會浮現，我們稱為「痧圖」。在分析痧圖意義時，除了判別痧種（痧的種類）之外，也會透過解剖學、肌動學、生物力學、交感神經與副交感神經反射區等面向，全方位了解痧種對人體的影響，並回推至個案的日常生活中，了解為什麼會產生這樣的痧種，並從生活著手改變，達到「開源（增加血流修復）節流（減少傷害）」，進而有效促進健康。

首先，根據我們三代的實務操作，MGA系統將痧種分成輕、中、重，包括三種嚴重程度與特殊痧種，如下：

① 輕度

- 紅痧
  呈現均質淡紅色，傷害較淺。

② 中度

- 暗紅痧
  呈現較暗的紅色，傷害較深或較久。

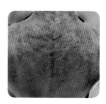

③ 重度

- **黑痧（無形狀）**
  呈較深的黑色，傷害較嚴重且久遠。

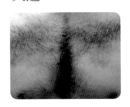

- **青紫痧（無形狀）**
  呈現較深的半透青紫色，傷害較嚴重且非常深層。

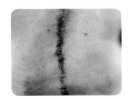

- **黑珠痧**
  呈圓珠顆粒，好發在肌肉層。

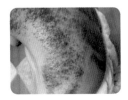

- **黑點痧**
  呈圓點顆粒，好發在關節處。

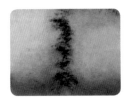

- **痧結晶**
  呈透明淡紫色，好發在淋巴或大肌肉中。

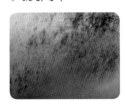

- **痧經**
  呈透明紫色線狀，通常在妊娠紋、成長紋或肥胖紋上。

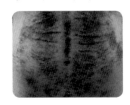

- **痧塊**
  呈塊狀，好發於腰側或臀部。

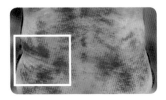

④ 特殊種類

- **鮮紅痧**
  呈鮮紅色，為典型中暑痧的痧種。

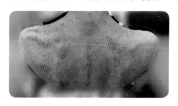

- **血痧**
  呈血紅色，好發於肌腱處。

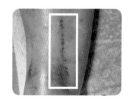

- **點狀痧**
  常熬夜或因公事操勞疲憊，對肝傷害多且修復少時，就會有點狀痧呈現於上背。

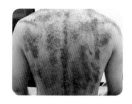

- **過敏痧**
  指有些人在大量過敏康復後，會刮出很表淺且鮮紅的痧種。

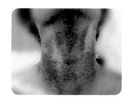

誠如我們在第一章提到的，「痧」是紅血球，因此痧所呈現出來的顏色，與紅血球的含氧量有關：**長年舊疾所呈現出來的痧種顏色會越暗越深，較近期的新傷則顏色越鮮紅**。至於痧是否有形狀，則和當初的受傷機制有關，比如：撞擊（如車禍或打籃球被肘擊）、慢性用力累積（如長時間用電腦或搬重物）或內傷（如容易胸悶或手腳冰冷）等，不同的受傷方式可能會傷害到不同的組織層，從而出現不同的痧種形狀。

接下來則是痧出現的位置，我們可以透過交感神經和副交感神經的反射區，來推斷可能的受傷原因。人體的胸椎有12節，從肩胛骨上緣到下緣的這一段（T1～T7或T8），是心肺反射區，再往下的T9～T12，根據我們的刮痧經驗，正好符合中醫說法中的「肝膽脾胃」反射區，而接下來腰椎（L1～L5）的位置是大小腸的反射區，最後的薦椎和尾椎，則是和泌尿、排便和生殖方面等問題有關。

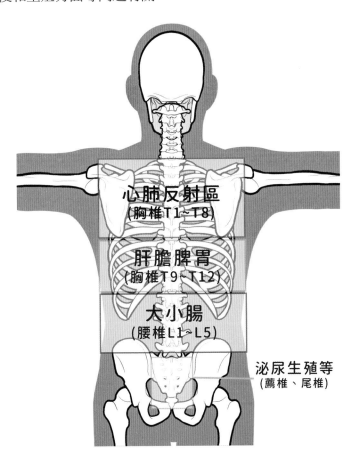

心肺反射區
(胸椎T1~T8)

肝膽脾胃
(胸椎T9~T12)

大小腸
(腰椎L1~L5)

泌尿生殖等
(薦椎、尾椎)

圖2-1　身體各部位的反射區。

痧出現的位置，反映出不同問題

那麼，反射區究竟是什麼意思呢？很簡單，就是如果是在肩胛骨這一帶刮出來的痧特別多，個案多半會有心肺相關的問題，例如可能容易胸悶、呼吸不順等。以此類推，如果痧集中出現在身體中段，也就是肩胛骨以下的胸椎位置，我們就可以推測他可能有肝火旺盛（經常熬夜）或胃部（消化不良）的問題。

但是一般來說，如果痧呈現出來的樣貌讓我們有所隱憂，我們會建議個案直接去做檢查或尋求專業醫師的診斷，做進一步的確認和治療。畢竟刮痧只是幫助找出潛藏的身體問題和舊傷，但身體之複雜，還是需要多方面的照護，才能各司其職面面俱到，個案也需從根源解決問題，不論是飲食、姿勢、運動習慣或生活作息等，身體才能健康、心情才會愉悅，身心才能獲得滿足。

不過，刮痧可以幫助我們「防患於未然」，好比你經常熬夜，但不知道肝火旺盛到可能是造成身體不舒服的原因，藉由刮痧能提醒自己，立刻改善生活作息，避免健康狀態持續惡化。接下來，本章將分析7位個案的痧圖，讓讀者更清楚了解刮痧對於身體的健康好處。

開心不起來的「胸悶」

為什麼會胸悶？

導致胸悶的成因很多，在排除心血管疾病或癌症病兆轉移等疾病疑慮後，主要是和胸部循環不通暢有關，像是肺活量不足、肋骨因姿勢不正確而壓迫到肺部等；另外，天氣寒冷導致肌肉緊繃、空氣汙染導致痰液較多等外在因素，也都有可能造成胸悶。不過，除了生理因素和外部因素之外，還有一種胸悶是心理因素所造成的。事實上，因為心理因素所造成的胸悶，往往需要更長時間的調理才有辦法改善。不論成因如何，都可以初步透過刮痧來緩解胸悶問題。

案例分享

有一種胸悶是「你不說，我真的不會知道」。我對於這位個案的印象很深，她在刮完之後，胸口有滿滿的「紅痧」與「暗紅痧」，左胸還有一個特別的痧點，會影響心臟周圍血流的暢通性。由於個案談吐很開朗，讓我內心充滿問號，前胸怎麼會有這麼多痧呢？一般來說，當排除生理和外部因素之後，通常是個性上「悶而不說」的人，才會容易在胸口累積許多

痧。之後慢慢詢問，方才明白箇中原因。

　　個案是一位非常優秀的工程師，她先生也是，兩個人都非常優秀。不過，由於先生很容易一忙就忘了其他事情，因此個案除了要處理好自己的工作外，也要照顧先生的生活事宜。不僅如此，身兼媳婦與女兒的她，還要扮演夫家與娘家之間的「橋梁」。

　　另外，有時候先生會莫名的不講話，似乎在生悶氣。個案是一位個性大剌剌的女生，所以經常會滿頭問號，根本不太清楚到底又發生了什麼事情，就算開口詢問，也只會得到對方一句「沒事」。然後，個案就在各種「不知道到底發生什麼事」的情況中，覺得胸口越來越悶……。

　　許多時候，因為我們不在其位，因此無法給予什麼太好的建議，就只能聽著一個又一個的個案訴說著生活中大大小小的一切，然後試著把這些生活習慣與情緒及痧圖的呈現，相互做連結，希望能找到問題源頭，幫助個案好好放鬆。

　　刮完後，個案覺得呼吸舒服很多，好像能感受到一股溫暖的血流通過心臟。她說：「我好像，突然又有能量了！晚上我要再跟先生好好溝通。」

　　其實，個案也知道先生是很好的人，也很有責任感、很聰明，只是不太知道如何表達，需要他人引導，但，有的時候引導久了，引導的人也會很累很辛苦，會需要充電。對我來說，刮痧就是一種充電方法：把舊有的傷刮出來，之後慢慢的退痧、代謝，就能重新找回生活的新氣象。

痧圖分析

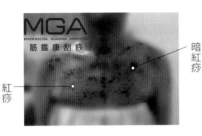

紅痧

暗紅痧

◆ **個案問題：** 與家人溝通時，需經常揣測對方心思，深怕說錯話讓對方不開心，或煩惱要怎麼開口才能問到答案，導致常悶悶不樂，以致胸悶。

◆ **刮痧過程：** 剛開始刮痧時，皮膚摸起來比較冷，代表血液循環較差，但開始刮痧之後身體逐漸冒出冷汗（但對方不會頭暈，與一般身體較差，缺血的個案不同），必須先把冷汗擦掉，再搭配烤燈照暖和各式熱敷，才有辦法進一步把熱汗逼出來，使身體的內外溫度一致。

◆ **痧種呈現：** 紅痧（周圍一大片）、暗紅痧（深色處）。

◆ **刮痧方式：** 請參考頁157

◆ **刮後反應：** 個案刮完之後，先是流冷汗，接著則是大爆熱汗，而當這些大量的汗水排出之後，順利幫她將身體的內外溫度調整成一致，那種「悶悶不樂」、「不舒爽」的感覺就不見了。透過刮痧我們能夠把過往的舊傷刮出來修復，讓血液循環暢通，使肺部獲得滿滿的氧氣能量，讓個案有底氣可以開口說出自己與先生在溝通上遇到的困境。刮痧的目的是調理身體，而生活中使我們鬱悶的事情，還是要靠當事人在身體舒服、心情平穩之下，透過智慧去重新連結彼此的關係，建立良善的溝通方式，減少不必要的擔憂與猜測，才能呼吸暢通、心情愉悅且關係甜蜜。先生們也要注意，若太太長期需要擔憂這些說不出口的話，導致胸部血液循環不良，也會增加乳癌或肺部形成結節的機率，一定要互相體諒、好好溝通才行。如果經常感到胸悶，雙方都建議可以2至3週刮痧一次做保養。

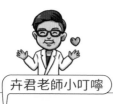

卉君老師小叮嚀

內心太壓抑，健康也會受影響

　　正所謂「身心相連」，如果內心總是壓抑、充滿各種負面思緒，健康當然會受影響。相反地，當身體不舒服時，我們看待問題的視角也會越來越負面悲觀，進入一種惡性循環。肺主悲、心主喜，將容易導致負面思考且開心不起來，氣若比較短，眼光也會無法看得遠，造成容易短視近利，無法建立長期的善循環。

　　刮痧可以幫助我們把造成身體不舒服的悶，給刮散出去，而當你身體變好之後，對於同一件事情的解讀和看法，也會有所不同；這時對方的反應如何，也就不太會影響到你，更不容易被對方的情緒左右，無端增加自己的身心壓力。

　　當你重新獲得身心的主導權，便能更宏觀看待一件事情，不會加入主觀無謂的情緒批判，有智慧地找到解決問題的方法。

長期睡不好的「疲勞痧」

影響睡眠品質的「椎動脈」

　　許多睡不好的人，都有枕骨下肌群緊繃的問題。枕骨下肌群附著在脊椎跟枕骨下方（位於後頸部），頸椎側邊的橫突孔（transverse foramen）裡有一條椎動脈，其往上形成基底動脈（basilar artery）行經腦幹；腦幹，是掌管呼吸和睡眠的生命中樞，包含中腦、橋腦與延腦。當枕骨下肌群緊繃時，椎體動脈就會被周圍的張力所引響，導致往上流經腦幹的血流被限制，進而影響睡眠品質。由於解剖位置與肌肉特性關係，是一個很難被放鬆的肌群，也難以用身體的動作去帶動該肌群做深度伸展，這時就可透過刮痧來輔助放鬆，如果是容易睡不好的人，一定要經常刮這個位置。

案例分享

　　個案是一位對自己要求很高的藥廠業務，她的工作主要就是當藥廠和實驗室之間的橋梁，負責溝通聯繫。每當有新藥研發測試時，上有藥廠期待，下有實驗室執行排程，各方總是會提出各式不同的需求，而身為中間

聯絡人的她，總是要不斷地進行來回溝通，電話接不完。

另外，由於個案追求完美的個性，讓她即便在下班之後，還是一直在思考工作，「這件事應該和誰聯絡」、「明天要先打電話給誰」、「這個環節究竟為何會出錯」等諸如此類，讓個案的思緒非常多，因此經常睡不好。一般來說，睡不好我們通常分為三個面向：

① 難入睡，超過30分鐘仍無法好好入睡。

② 淺眠易醒或容易做夢。

③ 睡醒之後沒精神，醒後不超過3小時就開始體力不支、注意力不集中或是大腦昏沉。

通常「難入睡」的人，都會伴隨「睡醒之後沒精神」的問題。難入睡時會翻來覆去、睡睡醒醒，以為有睡著但其實根本沒有睡進去，想當然，睡醒之後一定也不會有精神。根據我們的觀察，這樣的人多半都是屬於思緒多的「高標準或完美主義」類型；至於「淺眠易醒或容易做夢」，多半是「思緒紛亂」。「思緒多」和「思緒紛亂」不太一樣，前者是像上述的個案，總是擔心工作上的事情，煩惱相同一件事的各種面向；而後者，則是擔憂的東西很多，比如，一下子擔心工作進度、一下子擔心孩子、一下子擔心父母、一下子又擔心忘記繳帳單等等，兩者的痧圖呈現也會不一，前者較為線型，只是顏色較深，後者則痧圖紛亂，跟思緒一樣。

然而，不論是哪一種類型的睡不好，他們所刮出來的痧，都會大量布滿在脖子後面，相當扎實，在MGA系統中稱之為「疲勞痧」。之所以睡不好，身體部分主要是因為睡眠機制沒有被順利啟動，其中，沒有順利啟動的原因之一，正是枕骨下肌群內的椎動脈血流，沒有順暢被運行至腦幹所致。

痧圖分析

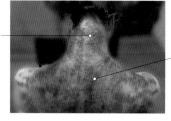

疲勞痧

暗紅痧

◆ **個案問題**：工作忙碌，思緒多、睡不好。

◆ **刮痧過程**：頸部後方刮出很多呈「線狀」的疲勞痧，為難入睡的類型。

◆ **痧種呈現**：疲勞痧、暗紅痧。

◆ **刮痧方式**：請參考頁142

◆ **刮後反應**：除了刮出滿滿的疲勞痧之外，還發現這位個案的痧都凸凸的；一般來說，如果痧會凸起來，通常是有過敏問題，在西醫上跟肝的解毒功能有關。自我要求很高的人，多半在情緒上也很容易糾結，不輕易放過自己，可能會為了一件小事沒做好就鑽牛角尖。在中醫說法中，肝主怒，也就是如果經常有糾結的情緒，肝就會不好，而肝不好就容易有過敏問題。

除了上述的心理因素之外，長時間使用電腦、手機，以及姿勢不良等，也會造成枕骨下肌群或該處的筋膜緊繃，進而壓迫到椎動脈，使其血流不順。只要刮拭後頸部，疏通椎動脈的血流，使其暢通上行至腦幹，就能順利啟動睡眠機制。雖然刮痧能幫助我們改善睡眠問題，不過唯有同步改善生活習慣，像是：睡前不要滑手機、不要在床上處理公事，以免身體被制約，重視工作的同時，還是要能好好睡覺，才能真正改善睡眠品質。

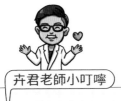

卉君老師小叮嚀

睡眠時間要充足，大腦才能好好代謝廢物

睡眠，是唯一能讓大腦確實代謝老廢物質的時間，因此好好睡覺非常重要。有些人會說，我一天只要睡2至3個小時就好，然而，長時間睡眠不足，會造成老廢物質蓄積在腦中，影響思緒和判斷能力，更會讓我們情緒不穩定。人的一天當中，大腦不斷在運作，唯有睡覺時才能啟動大腦和脊椎中腦脊髓液的交換，幫助大腦物質汰舊換新，如此一來，大腦才能長期保持清晰的思考並做出正確且較佳的判斷。

肩頸僵硬的「石頭人」

情緒不佳，也會讓肩頸僵硬

脖子很脆弱，一旦脖子受傷或骨頭斷裂，血流就無法送往大腦，造成生命威脅；同樣，腹部如果沒有肋骨的保護，受到攻擊時臟器就會受損，一樣會造成生命威脅，因此，面對危險或感到害怕時，人類的生理本能就會聳肩與駝背。正因如此，在我看來一個人之所以容易肩頸僵硬，常是聳肩或駝背所致，除了頸部長時間用力，像是打電腦、滑手機，或是因為駝背造成的肌肉拉長、緊繃外，很多時候也和緊張或害怕的情緒有關，例如長時間處於高壓、步調快或高變動的工作環境中。

案例分享

這位個案是一位醫療從業人員，工作環境步調很快，分秒必爭，每天都追著時間跑，同時工作上也常要搬運病患，導致他不僅在生理上肌肉長期過度用力外，心理壓力也很大。在雙重壓力之下，造成肩膀、頸部極度僵硬不適，是按摩師只要按過都認證的鐵金剛肩膀。按完後也只能放鬆幾小時，之後就又「硬頸」了起來，請同事開肌肉放鬆的藥物，成效也不

佳，連帶因為身體僵硬及快節奏工作步調的關係，情緒也很容易有起伏，進而影響家中的氛圍。

正因如此，每週的按摩行程便是常態，若不按，連一小時的輕鬆都沒有，而且按摩時，一定要非常用力才會有感覺。由於按摩也無法拉長改善時間，最後經過朋友的介紹下來到了MGA。剛開始刮痧時，我摸了該個案的皮膚觸感，不誇張，就好比「象皮」一樣，皮膚表面應有的彈性蕩然無存，剩下的只有粗糙感及很難出痧的軟組織，是一名「石頭人」。

石頭人不容易出痧，屬於非常棘手的狀態，而很難出痧的現象，與「血液循環」和「肌肉質地」有關，由於肌肉太硬、太象皮，刮起來會有「刷刷刷」的聲音，那是刮痧盤經過粗糙皮膚的典型反應。

在正常的情況下，肌肉會主動收縮和舒張，但過程中需要ATP（adenosine triphos phate，三磷酸腺苷，簡稱ATP）；ATP負責儲存和傳遞能量，又被稱為細胞內的「能量貨幣」。由於ATP能調節肌肉的收縮和舒張，而一旦肌肉因過度使用或心理因素形成緊繃，導致血液循環不佳，就會進一步造成生理所需的ATP無法有效透過血液循環傳遞至肌肉中，使啟動肌肉收縮的鈣離子無法獲得足夠能量（ATP），重新送回到肌漿網中，就會導致長時間的肌肉僵化；久而久之，身體記憶就會受到影響，使肌肉忘記如何放鬆，形成能量崩解的惡性循環（energy crisis），而這也是激痛點（trigger point）形成的原因；激痛點原本是小小一點，但點會成線，形成緊帶（taut band）、再成面，形成非常僵硬的整片肌

肉，造成全身的僵硬不適。

　　若長期忽視肌肉僵硬的問題，不加以改善，就會進一步發展成肌肉軟組織纖維化，而纖維化後將會造成身體的本體感覺不良，我們常用「兩點測試法」來分辨對方是否有本體感覺異常的問題。測試方式為在對方看不到的情況下，隨機用一隻或兩隻手指頭碰觸其皮膚，請對方分辨為幾隻手指頭，若無法正確分辨有幾個觸壓點，就像是這位個案一樣，我們就會說他是「石頭人」。幸好軟組織在纖維化階段時，可以藉由刮痧重新讓局部大量充血而獲得足夠的ATP，進而改善肌肉僵硬的情況。

　　所幸，個案在刮完第一次後向我們表示，那種久違軟軟的放鬆感，終於感覺到了，不僅他自己本人有感，其他人之後再次摸到他的肩頸時，也一致認為有所改善。一般按摩的放鬆感，在當天為高峰，但刮痧對我來說之所以迷人，是因為刮完後會開啟身體自我修復的開關，透過血液循環的暢通，在對方也有意識調整生活作息並減少傷害的情況下，身體會慢慢地持續有感改善，而不是只有當下刮完的那一刻有感，進而能獲得更長久的保健功效，我們稱為「後勢看漲」。

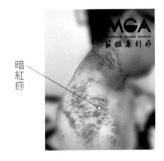

暗紅痧

之中，而往往在恢復皮膚彈性及有感受，真正的痧，也就是對方的傷才會真的浮出。雖出痧狀況較明顯，但其實對身體來說是好事，因為終於不再掩蓋一開始的傷害問題，讓痧有機會能被好好代謝。

◆**痧種呈現**：暗紅痧，表示是長時間累積、存在很久的傷害。

◆**刮痧方式**：請參考頁145

◆**刮後反應**：個案表示，以前按摩只有當下最輕鬆，但是刮痧不一樣，即便過了一段時間，放鬆的感覺仍持續存在。另外，洗澡時發現身體變得更有彈性，也能感受到痠痛的感覺，能明確知道哪裡不舒服，終於從「石頭人」變成真正的「人」。

◆**個案問題**：長時間搬重物而過度用力，並處在高壓快速的工作環境中。

◆**刮痧過程**：皮膚缺乏彈性，刮痧過程阻力感很大，即便已經很用力刮，他也沒什麼感覺，也不會痛。但是刮第二次時，個案明顯有感覺，比較能感到痛，此時我們往往也會恭喜對方終於「重返人間」，回到有血有淚的身軀

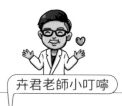

當身體有感後，才會知道自己「真正想要什麼」

剛開始這位個案，對於自己到底痛在哪裡的感覺很模糊，總說不出具體的不舒服情況，所以就聽從他人建議去按摩；只要覺得按完沒什麼感覺，就又「換」下一間。奇妙的是，個案對於工作的態度也是如此，這個工作當下覺得可以，但是過了一段時間後，好像覺得沒有升遷機會或是和老闆不和，不是很開心，就又「換」下一個工作。

當你的身體無法有正常的本體感覺或感受時，就會逐漸變得麻木無感，而對外在事物皆感到無感時，就會容易不知道自己的人生在追求什麼，無法有效地分辨身體或內心的感受，不知道是因為難過而生氣嗎？還是因為在乎而有了情緒呢？但進一步問自己真正在乎什麼時，又無法明確感受或知道內心要什麼，變成一直在變動與嘗試。

因此，學會放鬆身體很重要，當身體真正有感之後，你的「心」也會比較有判斷能力。所謂的成熟，不是只會說「不要」什麼，而是真的知道自己「要」什麼，進而有了犧牲與奉獻。有些石頭人因為無感的關係，會透過塞滿自己的行事曆，才能感受到「刺激」，例如明明已經高壓加班很累了，還是會逼迫自己要激烈運動，直到躺在床上無力再動才罷休，這種「過度努力」的狀態，都是因為無感所致。

過度訓練的「黑珠痧」

究竟是「無法忍耐」，還是「練太兇」？

　　近來健身風氣盛行，許多人不只健身，也參加健力比賽。不過，這類人對訓練的態度，常分不清楚是意志力不堅定，還是訓練過度，進而導致不論怎麼訓練，成績總是無法提升，甚至退步。原則上，訓練過度會有兩項指標：

① 身體會全面且持續性的不舒服、痠痛，甚至是無力，而且通常會影響到睡眠。

② 情緒低落，原本總是很期待去訓練，但後來會變成害怕、畏懼甚至是逃避。

　　當你發現自己出現以上兩種情形時，就有可能是過度訓練，這時不該再強迫自己，而是要好好休息，以免適得其反，練出一身傷。

案例分享

　　這位個案是我刮過的女性中，嚴重程度高居排行榜前幾名，屬於過度訓練的痧圖。個案是和妹妹一起來刮痧，而每刮一次，她妹妹和我都會驚嚇一次，因為整個背部，所有刮到的地方都是凸起的「黑珠痧」。

個案是一位普通的上班族，剛開始因為長時間久坐工作，才決定在下班後報名私人教練的健身課程。由於教練看她非常有潛力，是練武奇才，就建議她參加健力三項（深蹲、硬舉、握推）的比賽，個案也欣然接受提議。沒想到，她答應後教練就開始非常認真、努力地訓練，有多麼認真努力呢？就是每天訓練，完全沒有休息，練到晚上都睡不著，一翻身就痛，甚至到健身房時想到要開始訓練，就會先跑到廁所哭半個小時再出來，之後她向教練反映，教練還覺得她在開玩笑，並認為這是備賽的必經過程，大家都一樣，都是這樣走過來的，是個案本身的意志力不堅定，想要逃避訓練、逃避比賽所編的理由。

刮完第一次後，聽個案的妹妹說，發現姊姊在刮完痧後輕鬆許多，能好好睡上一覺了，但沒想到教練看她狀態不錯，訓練重量又不斷地往上加。我聽到之後，真的是嚇壞了，難道這位教練完全沒發現他的學生已過度訓練，出現運動傷害了嗎？

其實，從以前在醫院遇到因規律運動而受傷的民眾，都會覺得很矛盾。為什麼願意花時間運動，卻還是把自己弄得滿身是傷？我們是否真的可以全面跳脫狂練和狂加重量的舊有訓練思維呢？運動不就是要促進健康嗎？為什麼反而離健康越來越遠了呢？

另外，很多人即使上班忙碌，但下班後還是會去訓練，並且不斷挑戰最大重量，來證明「我還活著」；實際上，有時過度訓練是呈現出內心的「洞」，彷彿只有在健身的當下，自己才真正活著。建議還是要先填滿那

個洞，如同前一個案例，先找到正常的感覺，知道自己在追求什麼，才能活出內心平靜、有意義的人生。

本次的個案在調理好身體後對我說，其實她當初正抉擇「是否要繼續在家工作」。當時的她意識到家中的生意狀況不如以往，有些問題自己也無力解決，但外出找工作卻又不確定自己適合什麼，才會想透過訓練來改善。一來想要增加肌力、促進健康，二來是希望能找到生活上的目標，沒想到最後卻變成過度訓練，反而導致身體更不健康。

痧圖分析

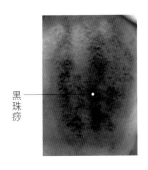

黑珠痧

痧圖很嚴重，但個案表示不太會痛、沒什麼感覺，但在我們看來是有點槁木死灰的身心狀態。

◈ **痧種呈現**：黑珠痧（好發在肌肉層，此個案的位置是下背部的豎脊肌和闊背肌）。

◈ **刮痧方式**：請參考頁160

◈ **刮後反應**：刮痧之後散發大量熱氣，流了很多汗；原本臉色灰灰暗暗的，刮完之後整個人明亮、有朝氣許多。

◈ **個案問題**：因過度訓練，造成情緒低落且無法好好睡覺，翻身就會痛。

◈ **刮痧過程**：剛開始刮痧時，雖然

我當然鼓勵大家多運動，但是千萬不要過度，也不要以為這樣就能填補內心的空虛，幸好透過刮痧，個案慢慢找回最初的自己，也因為身心舒服，才勇於跨出第一步，先到其他公司兼職，再慢慢離開家中事業，走出屬於自己的路。

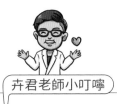

卉君老師小叮嚀

超出身體負荷的訓練，不會讓你快速變強

身體不是機器，天天訓練不會快速變強，只會傷得更快、更深，要記得欲速則不達。打造肌肉，就是「刺激」和「修復」的平衡過程，如果沒有給予肌肉適當的修復時間，也無法真的變強變壯，甚至有可能會引發橫紋肌溶解，有性命之憂。

即使是為了備賽，也不宜每天進行高強度訓練，而忘記要適度休息，若因訓練感到不舒服時，一定要停下來，千萬不可勉強自己。善待自己的身體，聆聽心中的深層渴望，才能到達你心中的彼岸。

找不出原因的「全身疲累與痠痛」

心累也會引發「痠痛」

　　痠痛對你來說很困擾嗎？尤其那種隱隱約約的不適感。忙碌的生活及不良生活習慣，會導致我們在不經意的情況下，使身體結構慢慢偏離正軌，進一步造成肌肉緊繃或痠痛。但很多時候，全身痠痛的成因也可能來自於「凡事都一肩扛起」的操煩。當你無法放下，承攬了太多他人的責任時，所有牽掛都將造成全身緊繃，長時間血液循環不好的情況下，容易導致代謝出狀況，造成全身多處莫名的不適。不妨想想，如果總是覺得全身痠痛、一直覺得身體不太對勁，但是去醫院檢查卻始終找不出病因，或許就是你讓自己的心太累了。

案例分享

　　有時在替個案刮痧、閒談的過程中，彷彿都像是一場心靈對談。本次的個案是一位60多歲的阿姨，從她身上讓我更加體悟到，原來「幸福不是來自於擁有了多少，而是放下了什麼」。

　　阿姨因為工作的關係，長期需要雙手用力地切及剁東西，腰椎也因為

長時間的久站和搬重物，在幾年前開過刀。剛開始是因為肩膀僵硬到不行，經由女兒的介紹，想透過刮痧放鬆。

刮著阿姨「無敵硬」的肩膀，我發現她是一位「超級放不下心」的長輩，從家中打掃、換季要替孩子更換棉被（但孩子其實也30好幾了）以及生計開銷等，各種大小事情全部都一肩扛起。後來寫評估表單時，發現阿姨一天大約只睡2小時，簡直不可思議，但阿姨的回覆是「就睡不太著，而且事情就是這麼多啊，先生也不太可能幫忙」，合理化了一天只睡2小時的原因。

一開始，阿姨的氣色很不好，臉上總是有種說不上來的憂愁。雖然刮了幾次之後，肌肉有軟化了一些，但往往維持不了多久，這跟刮痧後的常態不同，代表有外在因素沒有拿掉，基於身體傳遞給我的資訊，我開始探究阿姨之所以「放不下」的原因。

我問阿姨：「妳這樣一直做、一直做，到底要做到什麼時候呢？一天只睡2小時，真的夠嗎？」

阿姨回我：「不知道，但就看不下去。」

我又說：「我可以理解那種『我可以做就多做一點』的心情，因為這也很常發生在我的父母身上，但是，妳現在身體真的不太行啊，不然妳也不會找我刮痧不是嗎？」我給她看痧圖，並提供各種分析。

分析完之後，我又緊接著說：「因為妳非常有責任感，其實跟妳最像的女兒身心壓力也不小，但原本應該要承擔責任的其他家人，反而都沒有

機會學習處理、也沒有成長，萬一哪天阿姨妳不在了，他們怎麼辦呢？這樣對他們好嗎？」因為阿姨的女兒我也刮過，肩頸也很硬；我才明白，責任感是會遺傳的。但問完後，阿姨只說了不知道，之後就是長時間的沉默不語，彷彿陷入很深層的思考。

由於疫情的關係，再見面已過了2至3個月，阿姨氣色變得很好，刮肩頸時，肌肉也變軟了，代表有繼續維持放鬆的狀態。阿姨跟我說，現在她會請家人幫忙，不然就學習「眼不見為淨」，因為那次刮完之後，身體突然變得很累，應該是說，比較能感受到累。

之後，她開始讓自己能有比較長時間的睡眠，每天至少睡4小時，午睡也有拉長，也因為知道不能硬做，會適時休息，阿姨心情變得比較好，全家人的感情也因而變得更融洽。阿姨甚至開始跟其他同儕說：「我們要對自己好，不然誰要對我們好。」看到阿姨的改變，我非常感動。

身體非常老實與單純，刮完後會原形畢露，它會和當事人索取各種它需要的東西，可能是很想睡、可能是很想吃，也可能是一直上廁所等等，但當事人在平常往往基於各種工作或心理因素，壓抑或忽視身體對他們的吶喊，用大腦控制身體，告訴身體你不能吃，會胖、事情還沒做完，不能去睡覺等等。

透過刮痧，能釋放出長久以來一直被壓抑的感受，讓身體的感受再次凌駕於大腦之上，所以有時刮完後會有一些身體表達需求的反彈反應，正是身體再也承受不了的真實感受。我常說，欠身體的一定要還，而且要分

批慢慢還，才不會在某天突然演變成無法處理的健康問題。

痧圖分析

紅痧

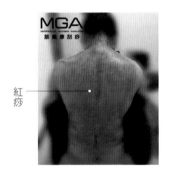

◆ **個案問題**：任勞任怨，凡事都要一肩扛起，對他人放不下心，造成身心過度疲勞，肩頸僵硬。

◆ **刮痧過程**：一開始刮時，個案沒什麼感覺，經過多次刮痧後，才慢慢找回身體的感受。

◆ **痧種呈現**：氣脹、紅痧、難刮出痧。

◆ **刮痧方式**：請參考頁154

◆ **刮後反應**：剛開始刮完時，放鬆感無法持續太久，之後個案改變心態，放下重擔，再次刮痧時，整個人才變得神清氣爽。

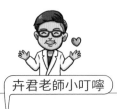

先對自己好，才有餘力對他人好

我始終相信，透過刮痧有機會改變自己。當我們可以感受到身體的感覺及內心的情感時，將專注力與選擇權重新放回自己手中，就能更加知道在關鍵時刻要如何選擇。一旦身體健康後，心態也會同步改變，變得更積極正向。

我們上一代的長輩，由於大環境的時空背景，使他們養成凡事都要親力親為的堅毅性格，雖然平安養活了一家人，但也是這種什麼都要自己來的堅持，讓他們上了年紀之後，身體容易不堪負荷。在凡事不說、自己承擔、身體又不舒服的情況下，與家人之間的衝突也越來越多，彼此明明很在乎對方，但內心總隔著牆，用尖銳的語言傷害彼此。

其實多愛自己一點並不是自私，人本來就該對自己的健康負最大責任，身為父母者也應「相信」孩子會找到屬於自己的人生道路。不妨透過刮痧放鬆身心，把無謂的擔憂放下吧！

夏天最容易發生的「中暑」

為什麼會中暑？

中醫將中暑分為「陽中暑」及「陰中暑」。「陽中暑」即一般人所知道的中暑，為長時間曝曬在高溫、高濕、不通風的環境下，身體的熱來不及藉由排汗來散出所導致；「陰中暑」則是因為原本在外面高溫的環境下，忽然地進入到冷氣房中，身體的毛細孔急速收縮，原本應該要排出的熱氣沒辦法排出而累積在身體中所致。現代人因為長時間待在冷氣房中，身體的濕氣、暑氣常常排不出來，在體內長時間淤積久了，就會感到疲累且沒精神，甚至引發頭暈、頭痛等問題。

案例
分享

在我們的刮痧實務中，經常會遇到「中暑痧」。誠如前述，中暑又可分為「陽中暑」和「陰中暑」，而無論是哪一種中暑成因，都是典型的燥熱反應。我曾經刮過一位個案，因為一直覺得頭悶悶的不舒服，所以前來刮痧。後來刮出來的痧圖呈現出鮮紅的「中暑痧」，個案才發現有可能是因為前陣子出國玩，曬了太多太陽的緣故，由於期間都玩得很盡興，沒有

覺得身體不舒服，但是回國後開始要工作，一忙碌起來身體馬上感到不適（屬於陽中暑），所幸刮完痧之後，身體舒服多了。

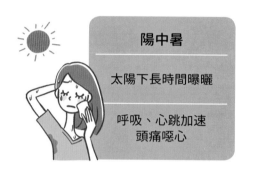

陽中暑

太陽下長時間曝曬

呼吸、心跳加速
頭痛噁心

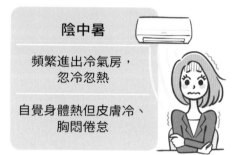

陰中暑

頻繁進出冷氣房，
忽冷忽熱

自覺身體熱但皮膚冷、
胸悶倦怠

　　至於另一位個案，則是長期口乾舌燥、尿液較黃、胸口容易有悶悶的感覺，甚至有時還會頭昏昏的，因此前來刮痧，後來刮出來的痧圖也是呈現鮮紅的「中暑痧」。但是個案很納悶，她的工作型態並不需要曬太陽，為何會中暑呢？後來才發現，個案是一位業務，常要至各公司拜訪客戶，不斷重複內外進出、車上吹冷氣、下車，再進到室內吹冷氣，不斷在各種冷熱交替的溫度中工作，導致身體內熱外冷（屬於陰中暑），也就是俗稱的「冷氣病」。

　　一般來說，陰中暑的個案在刮痧時，刮痧油會變得黏稠，或是瘋狂爆汗，但體表卻會是涼涼的，汗也是冷的，對我們來說，這些現象都是濕氣太重所導致，而濕氣之所以較重，與身體很熱但不斷反覆進入冷氣房，好比熱湯一直拿進與拿出冰箱般，湯會壞，人的身體也會壞。像這樣大量濕

氣淤積在體內的情形，並不容易用其他方式去處理，唯有透過刮痧，讓冷汗流完，使體內的熱能真正透過表皮散熱，當表皮摸起來也熱熱的時候，新的循環平衡才會出現，並開始正常散熱，如此一來，便不會一直口乾舌燥、胸悶，進而徹底改善易中暑的情形。

痧圖分析

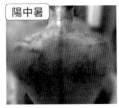
陽中暑

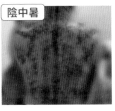
陰中暑

◆**個案問題**：口乾舌燥、尿液較黃、胸口悶悶的，還會頭昏、頭痛，有些人還容易拉肚子。

◆**刮痧過程**：刮痧油在刮痧時會變得黏稠，或是瘋狂爆汗，但體表卻會涼涼的，汗也是冷的，屬陰中暑。

◆**痧種呈現**：中暑痧呈鮮紅色，屬鮮紅痧。陽中暑痧種會呈現大面積的「瀰漫狀」，沒有具線型的痧痕，體表溫度較高，較不容易流汗（左圖）；而陰中暑則為「線型」的鮮紅痧圖（右圖），痧種顏色都為典型的鮮紅，但往往體表較冷，且開始刮痧後容易不斷流冷汗，刮痧盤摸起來也會冰冰的。

◆**刮痧方式**：請參考頁157

◆**刮後反應**：刮完之後會開始冒汗，陽及陰中暑都會有汗排出，只是一熱一冷，而當體內的熱氣散出後，內外冷熱循環一致，身體就會感覺通暢許多。

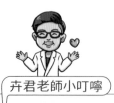

下圖為陰中暑者被刮痧後，盤中顯現的濕氣狀態，通常刮痧油會由清澈的油水狀，變成混濁的黏稠狀（圖2-2左），而如果刮出來黏稠又很黑（圖2-2右），則代表空氣充滿著髒汙，因此在MGA系統中，我們非常推薦刮完痧之後，務必要早點洗澡（不能洗冷水澡，怕著涼且會容易頭痛），以避免皮膚再次吸收髒汙，容易導致皮膚過敏。將汙垢洗淨後，被刮者往往會從身體內部散發出一種清爽感，內外溫度一致時，身心就會比較愉悅。

另外，希望透過本書也讓讀者們了解，不是有刮出痧就代表對方中暑，在華人身上，一定要出現鮮紅痧，不論線型或是瀰漫狀，才能說對方身體燥熱，有中暑的跡象，而身體燥熱的人往往做事情也會容易心浮氣躁，因此，如果天氣變熱時發現自己對很多事情容易感到不耐煩，甚至責備孩子們，不妨可以先刮痧，讓熱氣散出，就能有所改善。身體健康是日常生活的根本，透過規律刮痧，重新校正身體狀況，才能時時保有身心對自我的覺察，活在當下，好好生活。

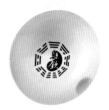 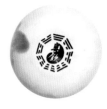

圖2-2　陰中暑者刮痧後，刮痧油會變黏稠（左），
　　　　若空氣很髒，油則會變黑（右）。

並非好命象徵的「富貴包」

何謂富貴包？

　　大多是指脖子後面腫一大包，摸起來軟軟的，其成因主要是脖子過度前伸，以及駝背所造成的，這樣的人在脖子後側的地方，會有很明顯的折線，而這樣的折線，其實反映的是血液循環容易在這個轉折點被阻礙，使頭頸部的血液循環變差，進而容易造成頭暈、肩頸痠痛及睡不好等問題。在年長且身形較有肉的長輩身上，由於後背肌肉較無力的關係，也會容易導致駝背，進而形成很明顯的富貴包。

案例分享

　　你的身上也有傳說中的「富貴包」嗎？雖然這個「富貴包」本身可能不會造成多大的身體危害，聽起來像是好命的象徵，但實際上卻會帶來許多不適，例如：肩頸緊繃、痠痛；容易頭痛、頭暈；時常感覺頭昏腦脹、思緒不清楚；睡眠狀況不佳，睡不好、睡醒容易累；長骨刺等。若不加以處理，甚至會造成更大的疾病，不可輕忽。

富貴包的成因，是因為姿勢不良導致骨骼排列不佳，進而影響血液循環，使局部組織液蓄積在頸後所致，而什麼樣的人容易有富貴包呢？

① 長時間低頭滑手機，追劇或打遊戲。

② 久坐工作，坐姿不正確或環境不符合人體工學，比如：電腦螢幕太遠、太低，或椅子太高，導致需要長時間低頭或脖子要一直往前盯著螢幕。

③ 枕頭高度不對，尤其是喜歡睡高枕頭的人，這個成因占比最高。

　　枕頭的問題尤其在老年人身上更加明顯，很容易一個枕頭不夠，就再墊高一個、再墊一個，導致整個人站起來時呈駝背狀，但這樣的問題，根治的辦法其實是訓練後背的肌群，讓老人家可以挺得直，才不會一直駝背，嚴重者甚至會限縮肺部的擴張幅度，只要不小心感冒，就會容易久病不癒，甚至造成肺炎，影響壽命。

　　事實上，圖2-3的個案就是長期睡在過高的記憶枕所致。錯誤的枕頭除了會造成富貴包外，更會影響睡眠品質、引發胸悶等更廣泛的不適。建議大家如果覺得枕頭太高，可以選擇較薄但一樣具支撐力的枕頭。此外，我也建議現代人盡量不要不睡枕頭及睡太硬的床，因為正常來說，頸椎和胸椎從側面看，應呈現S型的弧度，才是正常的曲線（圖2-3左方），但如果長期沒睡枕頭或床太硬，會使胸椎處沒有曲線（圖2-3右方），引發

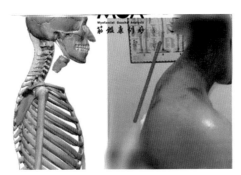

圖2-3　左圖是正確曲線，右圖則是沒有曲線。

胸悶，這是因為肋骨在呼吸時，上下活動度因胸椎太平而壓迫所致。

　　我們可以發現，造成富貴包的三大成因，和脖子長期處在過度用力、頸椎曲線凹折、平躺時頸椎未能妥善被正確支撐的狀態有關，進而造成血液循環的斷點，導致體內的組織液或脂肪淤積於此。那麼，該如何處理富貴包的問題呢？由於富貴包是慢慢形成的，所以也必須慢慢地刮才會消除，通常在刮完的2至3週之後，會感覺它變小一點；刮痧時要慢慢引導，讓淤積的組織液慢慢往外流開，暢通血液循環。

　　另外，刮痧放鬆之後，還可以透過訓練以增加脖子的穩定度，讓脖子回到正確的位置，最後藉由環境的改造，例如：工作環境調整、更換高度適中的枕頭等，讓身體可以更好的維持在比較好的姿勢，進而降低富貴包的形成機率。

痧圖分析

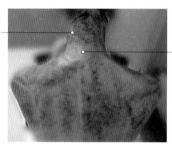

疲勞痧、暗紅痧

斷點

◆ **個案問題：**脖子後方腫一個包，時常覺得肩頸痠痛，頭也容易昏昏的。

◆ **刮痧過程：**後頸突起的地方，通常刮起來都會比較痛，也容易會有痧圖斷點，代表血液循環開始出現轉折的地方。

◆ **痧種呈現：**暗紅痧，但轉折處常有斷點，枕骨下肌群處容易合併出現睡不好的疲勞痧。

◆ **刮痧方式：**請參考頁142

◆ **刮後反應：**剛開始刮時，當天不一定會消腫，但刮後約2至3週，就可發現富貴包越來越小。平時再搭配調整辦公姿勢並更換高度適中的枕頭，老人家更要記得加入頸椎與後背的肌力訓練，富貴包方能慢慢消除，且能長期維持在良好狀態，並改善睡眠品質，進而提高辦公效率，事半功倍。

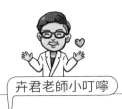

卉君老師小叮嚀

枕頭高度影響睡眠，太高或太低都不好

俗話說「睡覺治百病」，有好的睡眠品質，身體就會健康，反之亦然。因此，挑選一顆好枕頭很重要，千萬不可輕忽。枕頭太高或太低都不好，一般來說，最佳的枕頭高度是躺下時，頭部獲得舒適的支撐，而鼻子和胸口呈一直線，讓頭不會因太高而壓迫到下巴，引發打呼，亦不會頭往後仰、下巴翹起，造成難入睡。身體保健如同財富儲蓄，都必須開源節流，所以刮痧（開源）＋換好枕頭（節流），不但能消除富貴包，還能改善睡眠品質。

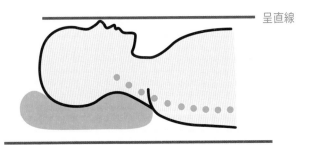

呈直線

圖2-4 躺下時，鼻子到胸口要呈一直線。

最健康及最嚴重的，
都是刮不出痧？！

　　之前曾有人問我，前來刮痧的人，痧圖都會很嚴重嗎？有沒有人是沒有痧的呢？當然有！「痧」是組織受傷後的產物，所以我們才會強調「身體的傷，痧會知道」，當沒有痧時，通常有兩個可能性：

① 身體很健康，刮痧過程完全不會痛，表皮只會短暫紅紅的，且肌肉正常有彈性。

② 身體有傷，但卻沒有痧，內外非常不一致，很難調理，且最可怕的是，通常對方會沒有感覺。

　　第一種人因為身體很健康，也沒有傷，自然刮不出痧。第二種人就不同了，這種人因為沒有感覺，正是我們在第一章所說的石頭人。由於身體無感，也講不出好壞，往往只能說出覺得不舒服、怪怪的、好像有點累等。實際上對我們來說，這是正常人變成石頭人，走入身體沉重、麻木無感的典型反應。

　　這類石頭人因為刮不出痧，通常也容易感到忿忿不平，時常覺得別人對不起自己，甚至認為世界上沒有人懂他。這樣的人自己也很辛苦，但最源頭的主因，還是因為身體的循環出了問題（皮膚角質化），由於身體太悶了，連帶心情也會很悶。這類型的痧圖，我們稱作「氣脹」，即軟組織纖維化、角質化的現象。

觀察肌膚彈性和阻力感，辨別無法出痧的原因

那麼，該如何分辨無法刮出痧的原因，到底是因為「太健康」還是「太嚴重」呢？很簡單，**就是以「刮痧時的皮膚彈性」為主要判斷**。在科學刮痧的系統中，除了用肉眼看痧圖外，透過刮痧盤所傳遞回來的軟組織阻力，也是我們主要判斷的依據。健康的人，其皮膚會充滿彈性，刮起來很順暢，沒有什麼阻力感；雖然刮起來會紅，但是不會出痧（圖2-5）。與此相對，無論是氣脹的石頭人、多汗型缺血、少汗型缺血或有皮膚問題的人，他們的表皮都會缺乏彈性且粗糙，刮起來也會充滿阻力感。

因此，我們會將刮不出痧的人，細分為五大類，可參考下頁表格。身體很誠實，如果沒有傷，是不會刮出痧的；痧是一種「物理性」的東西，不會無中生有，痧出必有因。所以，刮不出痧時千萬不要為了出痧而硬刮，反而會造成更大的傷害，且通常隔天也會有很嚴重的皮肉痛並持續好幾天，若要刮痧，請務必先以不受傷為原則。

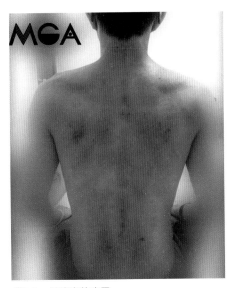

圖2-5　健康者的痧圖。

刮不出痧的五種人

五種刮不出痧的人	身體健康	纖維化、角質化、肌肉僵硬（石頭人）	多汗型缺血（急躁、過勞、易累、虛耗）	少汗型缺血（無力、疲憊、昏悶、壓抑）	患有皮膚疾病
皮膚狀況	有彈性	氣脹、橡皮感，不太會有汗	氣脹水腫，很緊繃，汗有可能偏多且黏，身體較冰涼	水腫拋拋的，皮下組織液黏稠，少汗	粗糙
皮下阻力	刮起來很順暢，沒什麼阻力感，皮膚會紅	有刮到東西，但出不來，皮膚偏粗糙但會紅	有刮到東西，但阻力感很重，痧出不來，難刮熱也難刮紅	有刮到東西，但阻力感很重，痧出不來，難刮熱也難刮紅	粗糙
當事人主述	有運動習慣，偶爾緊繃	有習慣被刮痧或按摩經歷，主觀覺得身體越來越重，放鬆效果差	身體勞累，工作壓力大，認為自己能承受一切	身體勞累，容易頭昏胸悶；工作壓力大，且情緒壓抑；或適逢生理期	容易過敏
處理方式	正常刮痧	下次再刮，並告知對方本次刮不出痧，下次才能刮出真實的痧	先休息，並喝溫熱水及熱敷	先休息，並喝溫熱水及熱敷	慢慢刮，多幾次調理後，之後會出痧

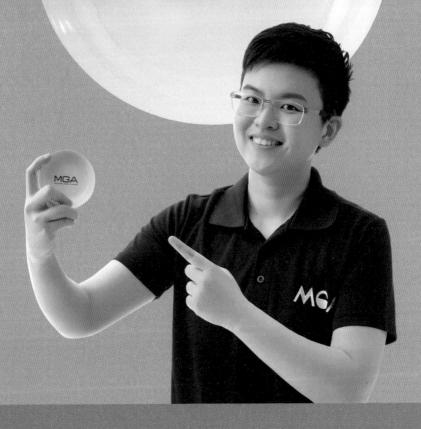

[第 3 章]

刮痧工具 &
手法介紹

1

認識刮痧盤及刮痧油

　　俗話說：「工欲善其事，必先利其器。」痧是身體的傷，不是刻意被刮出來的，而是透過刮，讓原本就存在的痧浮現。在前文中也提到，MGA刮痧的系統中，我們強調的是可以透過對軟組織刮痧後所產生的痧進行鑑定與鑑別，以達到促進健康的目的。

　　刮痧是很物理性的事情，我們使用邊緣圓滑的器具，在表皮經過介質（刮痧油）潤滑後，透過器具接觸皮膚，並針對各部位，給予「特定方向」上（各部位方向不一定），重複「一定力量」的施力（以力量得以傳遞到受傷的目標組織層為主），而正常情況下，有傷的地方就會浮出來，形成痧。因此，刮痧盤的「接觸面積」及刮痧油的「摩擦係數」很重要，一旦面積太薄或太厚，油的質地太稠或太水，都會影響痧的呈現，進而決定刮出來的痧是否具有鑑別力，又或者只是硬刮出痧而已。

　　用錯器具，不但無法解決身體的不適，更有可能會產生不必要的傷害，讀者不可不慎。這也是我們不使用市面上常見的刮痧器具與油作為媒

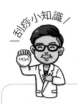

能使用刮痧板或市售醬油碟來刮痧嗎？

　　很多人問我，能否用坊間的醬油碟或刮痧板呢？假如你手邊只有一般的刮痧板或醬油碟，那麼也是可以的，畢竟也沒有其他工具了。但在刮痧操作上就需要先知道，有可能會有邊緣太厚、容易破裂、操作時較傷手等風險，理所當然，刮起來的效果和舒適度就沒有MGA刮痧器具那麼到位，而通常刮完後或許能有所舒緩，因為仍會促進局部血流（皮膚仍會紅或有痧），但對我們來說，刮出來的痧就不具有鑑別度，也無法排除有刮傷的可能，因此不屬於MGA科學刮痧系統的範疇。

介的原因，所有刮痧器具都是MGA自行開發而成，因為任何參數，差一點點就差很多，皆無法刮出具鑑別度的痧及效果。

　　若想要獲得良好的刮痧效果，並避免不該出現的刮痧傷害（刮的當下表皮會非常疼痛，之後退痧時，碰到皮膚就很痛，刮久後也容易纖維化、角質化及暗沉，即變成石頭人），使用正確的刮痧器具和介質不可少。因應不同部位的解剖特性，適用於不同款式的刮痧器具；也可搭配各式加強版的「功能油」，配合刮痧一起使用。有別於正常刮痧後需要洗澡清潔，避免過敏，功能油透過各精油配方，在特定部位輕刮幾下後即有不錯效果，刮後更不用洗掉，適合沒有時間好好刮痧，但又想要睡得好、想放鬆

心情及維持良好身形的你。接下來，就針對MGA系統中所使用的器具和刮痧油進行介紹。

四種刮痧盤介紹

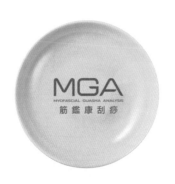

［傳承款］

適合專業技術人士

　　傳承款的原型是我外公傳承下來的刮痧盤，經3D列印獲得初版模型，並透過多次人體刮痧測試，以優化刮痧盤邊緣厚度與傾斜角（更有效接觸皮膚、更省力），並降低整體刮痧盤重量，以達到更不傷操作者的手為目標，經多次實驗改良後，才透過瓷器工廠開模加以量產製成。

　　目前市售的醬油碟，由於原先設計就是拿來裝醬油的關係，因此高度較高，以便裝比較多佐料，並為了達到防撞、耐摔，所以盤面的邊緣做得很厚，以減少餐廳在大量機器清潔下的破損。但是刮痧盤要方便操作者好拿，如果盤子太高、太深，在使力時就會傷到手或容易手滑，邊緣太厚的情況下，也會不好刮出我們要的具鑑別度的痧。

　　傳承款刮痧盤相較於後續兩個刮痧盤，為我們最大面積的刮痧圓盤，

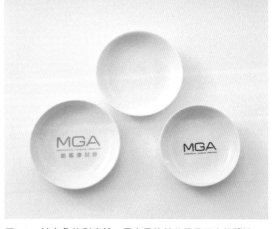

適合刮全身的大範圍，包含後背部、腰部、臀部、上下肢等大範圍肉多區域，都會建議使用傳承款。然而，雖然是最大面積，但因為也歷

圖3-1　純白色的刮痧盤，是卉君的外公傳承下來的醬油碟，另兩個刮痧盤則是經改良後的MGA刮痧盤。

經我們三代，高矮胖瘦的黃家子孫測試過，因此絕對適合大家刮痧操作；不過，正因為傳承款可以刮遍全身，如果沒有學習正確的刮痧方式，會容易導致出痧太多而產生不必要傷害，因此我們並不對外販售，目前只提供給實體研習及線上課程學員，不建議一般人士使用。

［日常保健款］

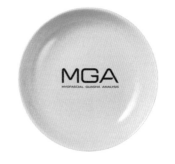

平常的刮痧保健皆可使用

　　舊稱「大眾款」，也是實體大眾講座及線上課程中主要會附的刮痧盤。既然稱為「日常保健」，表示平常的刮痧保健皆可使用，其邊緣厚度與傳承款相同，但由於面積較小，適合刮小範圍區域，較傳承款能更精細地處理小範圍部位，包括肩頸、鎖骨、臉部、鼻梁、額頭、小手臂、小腿、手掌及腳掌等，不適合刮太大範圍或太肥厚的部位。

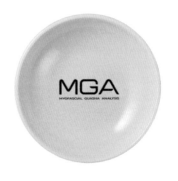

［無痛款］

敏感怕痛者的首選

舊稱「水腫款」，也是線上課程中會附的另一款刮痧盤。無痛款刮痧盤的大小及周長與日常保健款一致，但邊緣厚度較日常保健款厚1毫米，刮痧時因接觸面積較大，因此施力後的壓力較小，適用於怕痛的人、皮膚較脆弱的長輩、敏感的孩童及需細心呵護的孕婦等；也適用於刮較「敏感怕痛」的區域，如頭皮等，**我個人非常推薦用無痛款刮頭皮**，非常舒服，且務必放在任何你會辦公的位置，以便隨時順手放鬆頭部，促進思考與專注力。

無痛款刮痧盤還有一個隱藏版的功能，**那就是能非常直覺簡易的「消水腫」**，因為大部分的水腫組織液都位於表淺的皮下組織層，不需要刮太深，因此只要刮的方向正確，就能使用這款刮痧盤引導，有效達到局部消水腫的效果；如果使用日常保健款刮，則會因力道不好掌握而太容易出痧，尤其是蝴蝶袖、大腿及小腿部位，變成在處理肌肉傷害，出痧易太多，甚至容易刮出結晶痧。但四肢因末端血液循環較差，刮後往往會較腫脹而需退痧很久，退痧時的腫脹不適感會讓有些刮友感到煩心，而相反地，無痛款刮痧盤只需輕鬆簡單操作，較不易出痧也不須退痧，即可安全地刮除水腫。

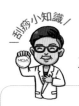

專業刮痧盤的特點

　　上述的三款圓盤刮痧盤，在高度上較一般醬油碟平（高度較低），方便刮痧時用指扣握方式操作，較不傷手指。另外，不論是掌面式拿法或指扣握的操作上，刮痧者的手腕會往後伸（extension），類似騎機車催油門的動作，此時的手腕角度是我們較方便施力的姿勢，而透過刮痧盤的特殊「傾斜角」弧度設計，會發現在手腕最好施力時，刮痧盤與皮膚的接觸面會呈90度夾角（圖3-2），也就能非常省力的刮拭各種體型的個案，而不會傷害到操作者的手。

　　此外，有別於市售刮痧板的平面片狀設計，會發現我們所有的刮痧器具都為立體結構；當器具為片狀時，我們手部的操作動作就會很像拿紙箱邊緣一樣，採對指捏的方式，這個動作非常傷害拇指的魚際肌（圖3-2），這也是為什麼我們無法長時間拿著紙箱邊緣而要用抱的方式搬運的原因。

　　MGA的立體結構刮痧盤設計，能讓我們適用各種刮痧盤拿法、方便施力，才能刮拭各種體型的個案，操作者也才能省力、不傷手地刮得長久。雖我們刻意保有醬油碟的外觀（因為真的太好用了，古人太有智慧），但這也是我們身為華人生活日常的一部分，符合小時候長輩隨時拿起各種餐具刮痧消暑的記憶，刮痧是我們的文化，也是我們的日常，更是兩個人之間的在乎與信任。

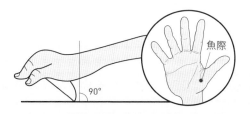

圖3-2　手持刮痧盤時，刮痧盤與被刮者呈90度夾角，比較不會傷害到操作者的拇指和魚際。

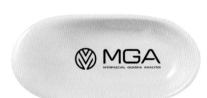

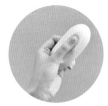

刮筋盤背面有
凹槽可放拇指

［刮筋盤］

刮起來最深層到位

　　刮筋盤的「筋」指的是台語中對於緊帶（taut band）的稱呼，一開始是為了刮拭選手的手背、腳背及腳後跟，即阿基里斯肌腱兩旁的凹窩所設計而成，彌補傳承款及日常保健款無法刮到的細小深處部位，非常適合運動人士或特殊部位，適用範圍包括手掌、腳掌、腳筋兩側、耳後（如：耳鳴眩暈）、耳朵前面的顳顎關節（TMJ）、鎖骨內側及鼻竇等，會比使用日常保健款刮還到位。

　　因為筋膜是相連的，刮筋盤的優勢是以橢圓狀的接觸面，刮到較細微的部位，將各肌肉間分層處理，像是利用盤緣細緻地刮掌內肌群（intrinsic muscles），讓每個骨縫的細小肌肉與肌腱都能被妥善刮到，讓肌肉之間不會有阻力相互牽制，以增加肌肉收縮的有效性，提升本體感覺及力量，這對於練習舉重、健力、羽球、跑步及跆拳道等專項運動非常有幫助。此外，刮筋盤的底座有凹槽，方便採指扣握式時能安放拇指並防滑，而魚際肌也能穩定的抵在盤底凸出的地方，防止手不慎滑落，自己刮或幫別人刮都合適。

MGA 刮痧盤的比較表

	傳承款	日常保健款	無痛款	刮筋盤
形狀	圓盤， 邊緣適中	圓盤， 邊緣適中	圓盤， 邊緣較厚	橢圓盤， 邊緣適中
常用範圍	背部、 臀部、四肢	肩頸、 臉部、前臂	頭皮、 水腫部位	臉部、 手掌、腳掌
適合族群	專業刮痧人士	一般民眾	怕痛敏感族， 老幼皆宜	一般民眾、 運動族

專業刮痧油介紹

　　刮痧油的部分，由於不同油種的摩擦係數不同，若摩擦係數太高，易導致過度摩擦表皮層，容易使組織纖維化、角質化或暗沉。因此MGA系統的刮痧油皆經過多次實驗，按特定比例調製而成，就是為了找到最適合的刮痧係數。此外，**建議大家不要使用涼性或膏狀物質作為刮痧的介質，以避免不必要的傷害。**刮痧已可非常有效的促進血液循環達4倍之多，為非侵入式手法中之冠，真的無須再透過涼類的介質，過度刺激毛孔皮膚，且被刮者的感受也會太過強烈，反而容易產生其他風險。

在刮痧的過程中，身上會有汙垢和濕氣，為身處在熱帶與亞熱帶地區的台灣常見現象，專業刮痧油屬中性油，帶有一點薰衣草香，有助人體放鬆，除可用來刮痧外，更可潤澤乾澀的肌膚。此外，若時間較少，工作與生活較忙碌或沒時間全面性好好刮痧，亦可搭配不同特性的功能油。

依不同的目標需求，功能油包含具安神效果的「舒眠油」、可促進大腦分泌快樂傳導物質的「舒壓油」，及想透過刮痧雕塑身形的「塑身油」等，而塑身油更是隱藏版的「揉痧油」，可讓四肢的結晶痧退得更快、更完善。功能油的使用可單獨塗抹於各部位，亦可搭配刮痧盤使用，輕刮幾下即可，效果更好。

不過，若是蠶豆症患者、7歲以下兒童、嬰幼兒及孕產婦，建議先詢問醫師再使用。

［專業刮痧油］適合全身刮痧

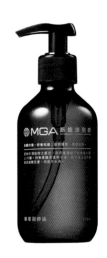

由我舅舅研發而成，屬中性用油，具淡淡薰衣草香，非常適合用於刮痧，摩擦係數搭配刮痧盤，能非常輕易的在潤滑肌膚後，讓身體的傷浮出痧。若刮完後發現刮痧油在刮痧盤中呈現黏稠狀或變汙黑（這也是為什麼刮痧盤為白色的原因，因為才看

得清楚刮痧油的質地變化），則代表對方身體濕氣較重，或所生活的環境空氣較髒，常見於穿短褲、短袖騎機車往返的民眾，因此建議刮完痧之後盡快洗澡，可避免不必要的過敏反應產生。

使 | 用 | 方 | 式

① 塗抹於欲刮痧的部位。
② 油量於皮膚上需呈現油亮，甚至在燈光下會有些反光，但以不滴下油為最佳刮痧狀態。
③ 刮完後須盡快清洗刮痧部位，但切記勿用冷水。

［舒眠油］ 適合睡前使用

　　精油成分具安神效果，適合睡不好或淺眠易醒的人。使用方式於睡前塗抹於後頸（睡眠反射區）及肩頸處，可搭配無痛款刮痧盤使用，亦可只單純塗抹於皮膚。

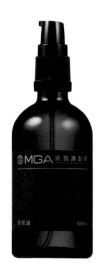

使 | 用 | 方 | 式

① 按壓3下，並於雙手搓5下，可先聞一下精油的味道。
② 塗抹範圍：後頸（睡眠反射區）及肩頸。
③ 可搭配無痛款刮痧盤使用，請順刮3至5下即可，刮後無須再清洗。

［舒壓油］ 適合白天使用

　　精油成分有助於大腦分泌血清素，使身心放鬆，適合高壓或緊湊的工作者或家庭照顧者使用。使用方式於睡醒後，或在工作疲勞時，塗抹於前胸及肩頸處，可舒緩疲勞，特別適合用於早上醒腦，或擺放於辦公室使用，但不建議在睡前使用。味道聞起來雖涼涼的，但塗抹時不具涼性，可搭配無痛款刮痧盤使用，亦可只單純塗抹於皮膚。

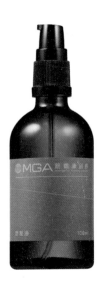

［使｜用｜方｜式］

① 按壓3下，並於雙手搓5下，可先聞一下精油的味道。
② 塗抹範圍：前胸及肩頸。
③ 可搭配無痛款刮痧盤使用，請順刮3至5下即可，刮後無須再清洗。

［塑身油］ 瘦身或揉痧時可使用

　　精油成分有助於活血化瘀，適合身體循環不佳時使用，能促進血液循環，帶來輕盈舒暢感；建議洗完澡或運動後使用，若在激烈運動後的當天搭配無痛款刮痧盤一起輕刮，則有助於減緩隔天的肌肉延遲性痠痛，也能讓肌肉修復得更好；針對想雕塑

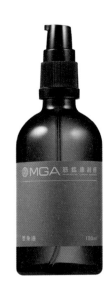

身形的刮友，也可塗抹在想雕塑的部位上，如手臂蝴蝶袖、肚子及大小腿上，透過每天的輕刮，刮至微熱即可，不要刮太深，一般來說持續2至3週就會有明顯的身材雕塑作用；而若在四肢刮痧，並出現較嚴重的結晶痧時，亦可直接塗抹塑身油，一起按摩即可，有助於減少退痧所需的時間，也比較不會脹痛。

使|用|方|式

① 按壓適當的量，但不用像專業刮痧油一樣呈現油亮。
② 塗抹範圍：想要雕塑、揉痧或主要的運動肌群。
③ 可搭配無痛款刮痧盤使用，雕塑效果最好。揉痧時只需塗抹於出痧處並按摩即可，不須再刮拭。若是針對運動後的恢復，則可採2比1的比例，加入2倍的專業刮痧油，方便潤滑，並搭配無痛款刮痧盤，刮至皮膚微紅或微熱即可。
④ 建議洗完澡後使用，塗抹或刮拭後不須再清潔。

2

刮痧盤怎麼拿最好？
四種握盤法介紹

在前面的文章中，已經帶大家認識刮痧盤及刮痧油，接下來則是握盤法介紹。為什麼握盤方式這麼重要呢？以我自己的經驗來說，曾經因為急著想幫選手刮痧，讓他在10分鐘後能順利上場比賽，沒有注意到拿刮痧盤的方式錯誤，導致長時間讓盤緣一直壓著虎口，大拇指因而受傷（圖3-3）。因此，學會正確的刮痧盤拿法，不但刮起來輕鬆，也能避免受傷。刮痧盤的拿法共有以下四種：

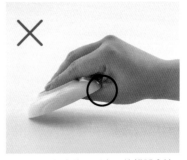

圖3-3　圈起處為壓到虎口的錯誤拿法。

① 掌面夾握式

適用於所有刮痧盤。千萬別小看刮痧盤的底座，底座除了可防滑外，也方便用來服貼手掌，增加操作時的穩定度。操作時，一定要先將刮痧盤

底座貼好手掌，再用手指抓住上盤，不可先抓再貼手掌，這樣刮痧時盤面容易晃動、刮不到位又非常費力（因為不穩定）。如果是刮筋盤，則手指抓法稍有不同，可參考下圖。

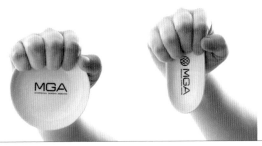

▲ 掌面夾握式的握盤法（左圖）；刮筋盤的掌面夾握式拿法，適合需較大力的自刮或幫別人刮（右圖）。

② 掌面覆蓋式

　　直接將刮痧盤放在要滑（八大刮法之一，請參考頁111）的身體上，操作方式為手掌面覆蓋於刮痧盤，刮的時候採「滑動」的方式，適合用在大肌肉群，如大腿或是上手臂。

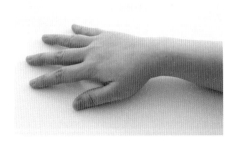

③ 指扣握式

　　指扣握式可分成兩種，第一種為「單指扣握式」，僅拇指在底座，刮的時候，刮痧盤接觸皮膚的反作用力會與拇指下壓的力量相抵銷，其他四

指不需硬捏，只需放在盤面即可，不然手會容易很痛。下方為示範照片，左為大眾款，右為刮筋盤。

| 單指扣握式 | 步驟 ❶　先用拇指扣住底座。

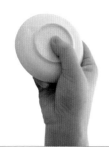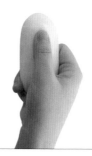

| 單指扣握式 | 步驟 ❷　再用四指扣住盤面。

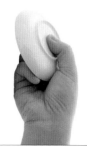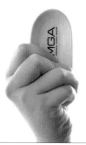

　　第二種則為「食指與拇指相連的雙指扣握式」。拿法為拇指與食指的前端相碰觸，呈O字型，刮痧盤接觸皮膚的反作用力會與這兩指下壓的力量相抵銷。注意，**拇指和食指扣著刮痧盤時不要分開，否則會因擺放的結構不穩而較費力**。另外，其他三指也請一樣輕放於盤面，勿用力抓握，否則容易造成其他三指發炎疼痛。

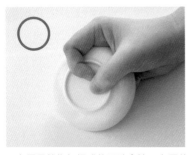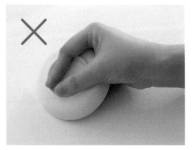

▲ 左圖是雙指扣握式的正確拿法；右圖的食指與拇指過長且沒有碰在一起，導致施力不穩定。

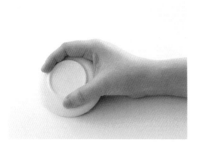

NG 容易掉盤及手痠的拿法

左圖的拿法沒有於底座內呈現O字型，很容易掉盤且不好穩定施力；右圖則可看到四指往前覆蓋太多，呈手指伸直的姿勢，建議不要這樣拿，手會很痠痛。

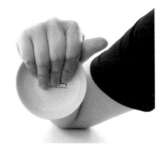

④ 內扣握式

拇指放在刮痧盤內，其餘四指放於底座，但此時刮痧盤接觸皮膚的反作用力會出現在拇指虎口上，容易造成肌肉傷害，因此內扣握式只適合用

來刮自己，不適合幫別人刮。除了容易造成當事人受傷外，更因不好施力，往往導致痧不容易浮出，因為施力較難傳遞到目標組織層的關係，尤其是刮體型較大的對象時，就會非常能感受到差異。詳細的自刮拿法，可以參考影片（請掃下方QR碼）。

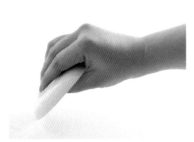
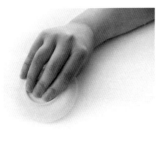

自刮法介紹

▲ 四指要放於底座，適合用來刮自己。

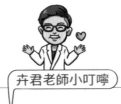

卉君老師小叮嚀

內扣握式也較「不適合」較大面積的刮痧盤

　　內扣握式比較適合小一點的刮痧盤，如：日常保健款或無痛款。採內扣握式幫別人刮痧時，除了拇指容易受傷外，在幫體型較大的人刮痧時，操作者也容易不好施力，產生不必要的傷害。因此，如果要使用大面積的傳承款刮痧盤，記得採用指扣握式或掌面式的拿法較佳，其選擇可依不同刮痧部位做調整。

3

如何刮痧最適合？
八大手法介紹

　　MGA系統的刮痧手法共有八種，我們稱為「八大手法」。每個手法
適合的部位及原則都不同，可參考下列說明來選擇刮法。

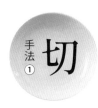

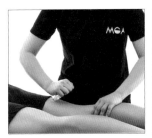

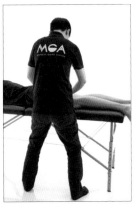

◆ **原則**：針對大肌肉緊繃（非連續性刮法）。

◆ **適合部位**：上＆下肢大肌群，如大小腿後肌群等。

◆ **拿法**：掌面夾握式。

◆ **操作法**：操作者站在被刮者側方，呈蹲馬步姿勢（如右圖），用胸大肌
　　　　　　的力量傳遞至手腕，單方向往上滾動，盤面需有一定傾斜角。

◆ **重點**：有時運動員肌肉太硬，可先用切來放鬆。

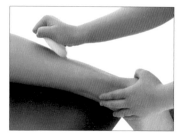

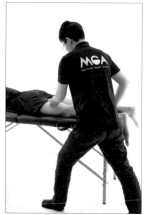

手法② **推**

◆ **原則**：針對大肌肉緊繃（連續性刮法）。

◆ **適合部位**：上斜方肌、上＆下肢大肌群。

◆ **拿法**：掌面夾握式。

◆ **操作法**：操作者站在被刮者後方，呈弓箭步（如右圖），用身體的力
　　　　　　量，由下往上推，盤面需有一定傾斜角。

◆ **重點**：大部分用於促進下肢組織液回流，或大範圍肌肉放鬆。

・單指扣握式・　　　　　　　・雙指扣握式・

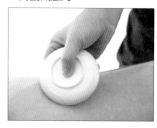

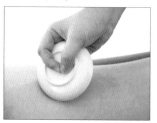

手法③ **順**

◆ **原則**：針對大範圍的淺或深層筋膜。

◆ **適合部位**：大部分部位皆適合。

◆ **拿法**：指扣握式。

◆ **操作法**：可以單用拇指扣住，或用拇指加食指一起扣住，由上往下或由
　　　　　　下往上順刮皆可。由於是靠上半身力量刮拭，盤面需有一定的
　　　　　　傾斜角。

◆ **重點**：疼痛感輕微、需注意軟組織紅潤情況（血液循環）。

手法
④ 拂

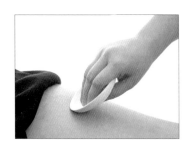

- ◆ **原則**：針對大範圍淺層筋膜。
- ◆ **適合部位**：大面積且對疼痛較為敏感之肌肉處，如上肢、下肢。
- ◆ **拿法**：指扣握式。
- ◆ **操作法**：將刮痧盤的背面朝下，使用其背側圓弧處拂拭，以降低被刮者的疼痛感，並達到淺層筋膜之放鬆。
- ◆ **重點**：疼痛感較輕微、注意手指勿捏握太緊而受傷。

手法
⑤ 滑

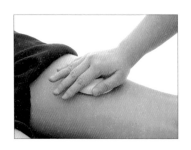

- ◆ **原則**：針對大範圍淺層筋膜。
- ◆ **適合部位**：大面積肌肉處，如下肢、背部。
- ◆ **拿法**：掌面覆蓋式。
- ◆ **操作法**：將刮痧盤的正面朝下，用掌面覆蓋在刮痧盤上，由於接觸面積增加，壓力減少，因此有助降低刮痧的疼痛感。建議可繞圈，對方會比較舒適。
- ◆ **重點**：疼痛感較輕微、注意勿掉盤。

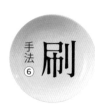
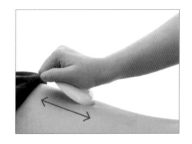

手法 ⑥ 刷

- ◆ **原則**：針對小範圍深層筋膜（來回水平作用力）。
- ◆ **適合部位**：頭皮、阿基里斯腱周圍、肌肉筋膜交界處。
- ◆ **拿法**：掌面夾握式。
- ◆ **操作法**：操作者站在被刮者後方（呈弓箭步姿勢），將刮痧盤的正面朝下，盤面需有一定傾斜角，用身體的力量針對緊繃處來回刮拭。
- ◆ **重點**：疼痛感較高，需留意被刮者的反應、容易出痧，要謹慎使用。

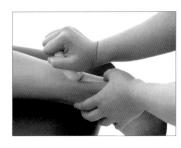
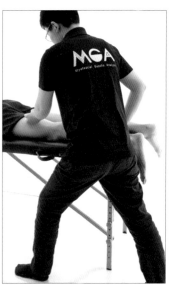

手法 ⑦ 晃

- ◆ **原則**：針對小範圍較厚硬筋膜處（垂直加水平作用力）。
- ◆ **適合部位**：筋膜較硬且厚處，通常為四肢末端，如比目魚肌與腓腸肌交界處、肌肉筋膜交界處。
- ◆ **拿法**：掌面夾握式。
- ◆ **操作法**：操作者站在被刮者後方（呈弓箭步），用身體的力量傳遞至手臂及手腕施力，盤面需有一定傾斜角，針對緊繃處左右晃拭，並同時直線往前移動。
- ◆ **重點**：疼痛感較高、注意被刮者的反應、容易出痧，請謹慎使用。操作者手腕的橈、尺偏移（deviation）活動度要正常才能使用。

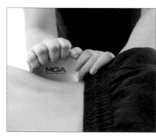 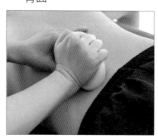

手法⑧ 挖

◆ **原則**：針對大肌肉群交界處。

◆ **適合部位**：臀肌與膕旁肌交界處、豎脊肌外側、肌肉筋膜交界處。

◆ **拿法**：掌面夾握式。

◆ **操作法**：操作者呈弓箭步姿勢，在確認肌群交界處後，用刮痧盤抵住交界處，另一手可協助定位，之後用身體的力量傳遞至手掌，搭配手腕最後往上伸直，做出挖的動作，盤面需有一定傾斜角。

◆ **重點**：疼痛感較高，注意被刮者的反應、操作者手腕的伸直（extension）活動度要正常才能使用。

關於上述手法的簡介，可參考下列整理文字，方便讀者使用。

手法 ❶ 切——針對大肌肉緊繃（非連續性刮法）。

手法 ❷ 推——針對大肌肉緊繃（連續性刮法）。

手法 ❸ 順——針對大範圍淺或深層筋膜。

手法 ❹ 拂——針對大範圍淺層筋膜（太痛時）。

手法 ❺ 滑——針對大範圍淺層筋膜（太痛時）。

手法 ❻ 刷——針對小範圍深層筋膜（肌肉來回水平加作用力）。

手法 ❼ 晃——針對小範圍較厚硬筋膜處（垂直加水平作用力）。

手法 ❽ 挖——針對肌肉群分界處。

刮痧盤破了怎麼辦？

　　MGA系統中使用的刮痧盤，是由瓷所製成，瓷器本身會吸收對方的磁場，這也是為什麼我會建議大家，**最好自備一組自己的刮痧盤，這樣也能避免磁場被影響**。因為你刮了之後，便帶有你的磁場，若刮痧盤破了，也比較知道是給誰的警示，這雖然聽起來很玄，卻是我們家族所相信的。

　　如果長期和他人共用刮痧盤，等於集結各種磁場，有可能會吸收到各種混濁能量，並不算是好事。我有許多位學員一開始都懵懵懂懂、半信半疑，後來陸續遇到刮痧盤破裂，並檢視當下的狀態與後續發生的事件，才跟我說：「老師，妳說的真有道理。」以上提供給大家參考，但每個人依然可以按照自己的習慣做選擇與判斷。

　　此外，若刮痧時刮痧盤破了，其實有「擋煞」的作用，不見得是壞事。我們可以將刮痧盤破裂視為一種警訊，或反映一個人當下的狀態，有可能是最近太累了、不專注，那之後就要多留意。一般我們都會提醒幫他人刮痧的操作者，氣一定要正，即正氣凜然，才能真正幫助對方，反之，如果兩個磁場混濁的人湊在一起，對彼此都不好。

　　從更深層的角度來看，當刮痧盤破掉時，對雙方來說都是有意義的，有可能是因為太忙碌或事情太多，無法靜下心做事，自然容易有

突發狀況。你也可以藉由痧盤的破裂，提醒彼此要注意交通往返、情緒管理、專注力是否被太多事情分散及生活步調等，不妨藉由多曬太陽、多運動、早睡早起等良好生活習慣，來建立一個好的磁場。

若是意外摔破，重新購買並妥善保存即可

不過你可能會問，如果刮痧盤不是在刮痧時破裂，而是意外被他人摔破，該怎麼辦？其實這也在提醒你做事要小心謹慎，之所以破裂可能跟你沒有保護好刮痧盤有關，每一個刮痧盤都是神聖的，建議平常不用時，要放在有防撞功能的刮痧包裡，就能避免破裂。

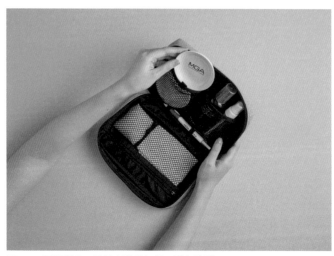

圖3-4　可將刮痧工具放在防撞包裡，避免破裂。

被刮者修復身體，
刮痧者修煉生命，
透過刮痧，
開啟與身體最真誠的對話，
讓你能了解自己，
進而好好愛自己。

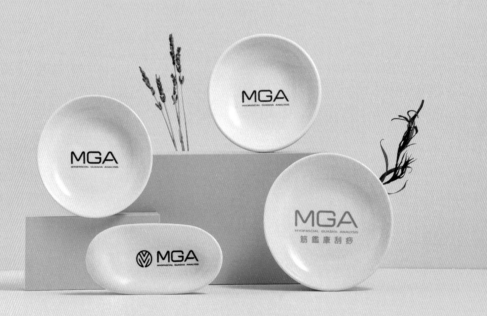

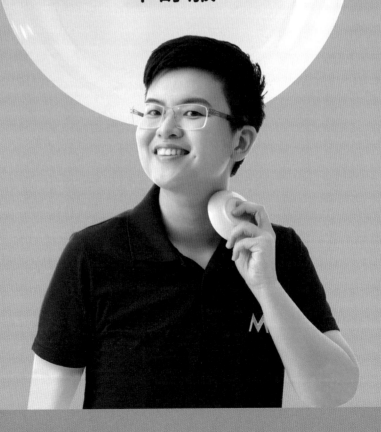

[第 4 章]

用刮痧改善你的
不舒服

1

刮痧時，
要從「八部思維」來觀察

從本章開始，就會進入正式的刮痧實作內容。在專業的刮痧思維當中，我們會分成八個面向來檢視整個刮痧操作的過程中，是否能完全照顧到對方的身體狀況。如果你是幫自己刮痧，也可以透過這些面向來觀察自己的反應。

① 被刮者的需求，問題在哪裡？

這部分考驗操作者的臨床基本功，需判斷對方是否能被刮痧，以及要透過哪些評估檢測才能知道「源頭」的問題在哪裡，而進入下一個面向。

② 該刮哪裡？

表面上看起來好像是哪裡痛就刮哪裡，但其實由於每個不適的原因可能來自不同的源頭，例如，手部會麻會脹，有可能來自於中樞神經，從頸椎的狹窄而來，也有可能來自於腋下的周邊神經被緊繃的肌肉壓迫到，那麼對於源頭的判斷就會影響到我們刮痧的部位與手法；再者，每個人的體

質不同，疾病史也不同，因此有時是需要「因人而異」來調整刮法。針對複雜的疾病問題，還是建議各位讀者尋找專業的醫療人員做評估與治療，而本書則是針對一般人常見的亞健康問題，來教大家比較簡單、方便、安全且容易學習的刮痧手法，讓高壓工作下的大家可以透過居家的保健小工具，得以在每天下班後，好好的自我舒緩、放鬆，也能協助肌肉緊繃的長輩與家人。

③ 怎麼刮？

這是學習刮痧中最容易的部分，因為全身各部位大致有一定的刮痧方向性與常見問題的手法，因此只要把握大原則，再搭配頁142開始的步驟圖說，根據我們的教學經驗，從國小生到八十幾歲的長輩都能學會。

④ 刮痧過程及呈現

這部分會需要許多細膩的觀察力，可以透過下列三個觀察，來學會初步的判斷：

- **皮膚紅潤與溫度的狀況**——刮完後理應血流會增加，當血流增加時，皮膚會呈現紅潤的狀態，不一定會有痧，但應該都要會紅且溫度要增加；如果沒有，表示被刮者的身體狀況，特別是血液循環較不好，刮痧時切記不要太追求出痧，而是皮膚有紅就好，慢慢來比較適合，否則一旦出痧量太多，反而會有退痧退不好的潛在風險，欲速則不達。

◆ **刮痧油的呈現**——MGA的刮痧油一開始都是較清澈透明，但如果被刮者的身體濕氣較重，或是常以機車作為代步工具，由於空氣中仍帶有汙質，因此刮完之後，刮痧油可能會呈現較為黏稠或是灰灰黑黑的狀態，這些都是身體濕氣與空氣雜質的呈現，也因此我們非常推薦大家刮完痧後盡快洗澡，絕對是利大於弊，不然刮完之後會很容易引發「皮膚過敏」的問題。

◆ **皮下阻力與疼痛感**——所謂通則不痛，痛則不通。局部受傷的部位，由於長時間的缺血與缺氧，將導致筋膜層裡面的玻尿酸濃度太濃稠，使筋膜對於外部刺激變得較為敏感，容易造成疼痛，也因此就容易在受傷有問題的地方，刮起來特別痛。此時，由於激痛點（trigger point）的形成或是傷疤組織本身較為突起的關係，就會造成緊繃不適的地方，刮起來特別有阻力感也特別痛，這些資訊對刮痧操作者來說，也都是非常重要的客觀資訊，因為最嚴重的痧一樣是刮不出痧，但與最健康狀態的最大差異點就是「阻力感」。

⑤ **痧的解讀**

　　根據第一章中「不同的痧種，在不同的部位，有不同的意義」，大家可以根據痧的種類，及在哪些部位及肌肉呈現相關的痧圖，進而從肌肉的收縮動作去回推被刮者的身體狀態，包括日常生活習慣是否造成身體傷害的累積，就能明白「身體的傷，痧會知道」的痧圖資訊。

⑥ 預後（身體的反應）

　　指的是刮完後，身體會有什麼樣的反應呢？可能會感到疲憊嗎？會睡得比較深層嗎？排便較多嗎？甚至是心情因此變得較開朗？還是會把壓抑許久的情緒宣洩出來，反而有點憂鬱呢？刮完痧之後，身體是非常純粹、真誠與老實的，通常身體會有一個平衡反應，平常睡不夠的就會非常疲憊，睡太多的就會很有精神不用一直睡覺；吃太少的會變得很餓，吃太多的身體就會容易有飽足感，不用再吃這麼多。

　　生理上的反應比較容易觀察，但情緒上的部分就很考驗個人的自我覺察。整體來說，越內外一致、越沒有壓抑自己情緒的人，刮完之後身心會比較舒暢，預後都會比較好，而對方刮痧之後，預計會有什麼反應，都建議先跟對方告知與提醒，如此一來對方也比較能配合熱敷、按摩或是調整自己的姿勢，倘若後續反應不如預期，也比較能讓刮痧操作者去剖析其中的緣由，到底是哪裡疏忽、小看重要性，或是抽絲剝繭找到對方身心內外不一致的關鍵點。

⑦ 刮後狀況

　　通常刮完後的一至兩天反應，能呈現身體最真實的狀態，可能會反映在睡眠、飲食、排便、心情、身體痠痛程度等，尤其若是有刮拭脊椎，此乃身體的根本，其反應更是最能代表身體的真實語言，不可輕忽。如刮後反應不如預期，一定要努力找出問題點，有可能是生活習慣不好，沒有好

好的休息或熱敷、按摩，甚至是顯現出身體有潛在的疾病風險。若刮完後一兩天容易心律不整等，這些都是該去做心臟檢查的線索；也有可能是身心不一致，大腦一直在欺騙身體，或壓抑身體的話語，如逃避內心的渴望、拖延該做的事情、明明覺得某些關係怪怪的，但卻沒有處理或是選擇忽視等等，在刮後都會一一浮現，原形畢露。

⑧ **退痧過程**

　　刮完痧之後需要揉痧，必須要搭配熱敷（洗澡多沖熱水）與按摩（洗澡多搓身體），兩者缺一不可，如果在退痧時發現有些地方沒有退完全，也有可能是受生活習慣影響，例如左側身體退痧比右側慢，有可能是因為會側躺沙發，或是上班時身體容易旋轉等，進而造成痧退得較不好，這時就必須再經過一至兩週的觀察（關於正確退痧的過程，請參考頁207）。

　　一般來說，**脊椎的痧會在一週內退完，四肢的痧則是兩週內要退完**，如果超過這個時間，通常就代表身體代謝能力較差，有可能要多運動、多喝水、早點休息等，以增加自身的代謝能力。如果刮痧後身體還是很不舒服，且痧也退得較不好時，就建議要到醫療院所好好檢查，這些都是身體在刮痧後的真實警訊。

2

如何判斷要刮
哪一個部位？

　　坊間的刮痧多是配合經絡或穴道，但是因為我有物理治療師背景，刮痧時還是會回到上一篇提及的八大面向，用解剖學的原理來看待。例如，被刮者遇到的是什麼問題、問題是從哪裡而來等。因此，要刮哪個部位其實是一件很困難的事，比如說腿不舒服，到底是中樞神經還是周邊神經引起，需要我們去判斷，隨著問題不同，刮的方式和部位可能也不太一樣。

　　基本上，我們會從肌肉和解剖學角度來切入對方的問題，大致可分成兩種：一種是表面上看得到的，也就是生活習慣或姿勢所牽動到的肌肉，看到哪裡有明顯傷害就刮那裡。簡單來說，我現在坐著，臀肌可能是被壓迫的；若蹺腳，右邊的臀肌就會被拉長；站立時，豎脊肌會用力；打字時如果雙手懸空，三角肌與二頭肌會用力，這些就是被牽動的肌肉。

　　另一種是，如果睡不好或便祕等，這類問題可能和身心狀況、自律神經調控情緒的運作有關。自律神經由交感神經和副交感神經組成，支配著每個器官，有些器官是以交感神經為主，有些則以副交感神經為主，有點

像拔河的概念，端看它是要促進還是抑制。

比如說，排便問題的反射區是在腸胃道，主要由副交感神經支配，因此人必須在很放鬆的狀態下才能好好吃飯、睡覺和排便；交感神經位於脊椎旁，主掌爆發力、促進興奮或讓人感到喘等，因此透過刮脊椎，可以看出對方內臟所反映的問題。

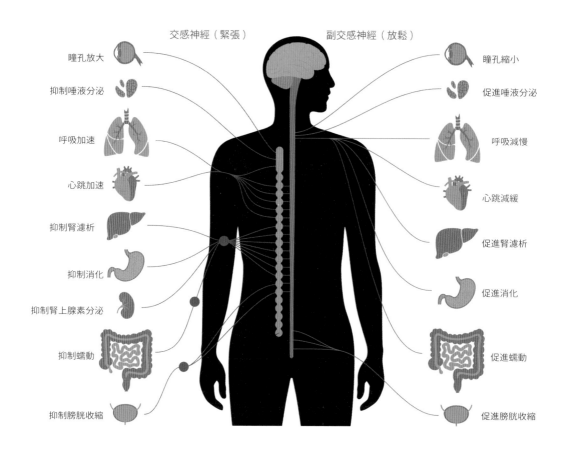

交感神經（緊張）　　　　副交感神經（放鬆）

瞳孔放大　　　　　　　　　　　　　　瞳孔縮小

抑制唾液分泌　　　　　　　　　　　　促進唾液分泌

呼吸加速　　　　　　　　　　　　　　呼吸減慢

心跳加速　　　　　　　　　　　　　　心跳減緩

抑制腎濾析　　　　　　　　　　　　　促進腎濾析

抑制消化　　　　　　　　　　　　　　促進消化

抑制腎上腺素分泌

抑制蠕動　　　　　　　　　　　　　　促進蠕動

抑制膀胱收縮　　　　　　　　　　　　促進膀胱收縮

圖4-1　交感神經和副交感神經運作圖

「脊椎」可以刮痧嗎？

　　很多人問我，脊椎能不能刮痧？查閱相關資料，通常坊間說不能刮脊椎，大部分是認為脊椎有重要的中樞神經，害怕刮痧力道太大，進而傷害到脊神經。曾有一篇新聞提到，有人因為刮脊椎險癱瘓，我推測是力道過大，用砍的方式在硬刮出痧，而不是緩緩地等痧浮出來，再者因為新聞中的個案，本身就有頸椎椎間盤突出的老毛病，原本就有神經壓迫的問題，在疑似中暑請家人隨手刮痧後，由於力道過猛，因此傷到他的脊椎和神經，這與某些按摩或整復用力過猛相似，屬特殊案例。

　　有些中醫師則認為，督脈位於背後脊椎中間，刮太大力可能會傷到脊椎的骨膜。但是實際上要直接傷到骨膜很難，因為脊椎最後面其實是韌帶，屬於軟組織，正中間深層裡面有肌肉，外部大多是筋膜或被其他肌肉所覆蓋，所以在適當的力道並正確操作下並不會直接傷到骨膜。

　　綜合以上緣由，**我認為脊椎是可以刮痧的，重點在於「力道」、「使用的器具」及「正確刮痧觀念與方式」**。刮的時候不能太大力，只要輕輕滑過去，皮膚微紅或見紅痧就可以了。

　　此外，已有文獻指出脊椎是可以刮的，而且還能改善特殊症狀。2019年有一篇研究糖尿病患者的文獻，該文獻中表示，他們為有神經病變的糖尿病患者刮脊椎，再以專業量測工具去測試其四肢的本體感覺，結果發現患者的本體感覺是有改善的。這篇文獻的意義在於，脊椎是神經的

根本，也顯示出在安全的前提下，為糖尿病患者輕刮脊椎是可行的。（關於該篇文獻，可參考https://pubmed.ncbi.nlm.nih.gov/31003681/）

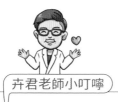

卉君老師小叮嚀

刮痧時，不用特別避開過敏或痘痘

刮痧時如果身上有痘痘或皮膚過敏，不用特別避開，刮一刮反而能加速代謝及修復，但過程中會較刺痛，如果是幫對方刮，建議要說明清楚，他理解與接受後再刮比較穩妥。

倘若是身上有比較大且凸起的痣，則建議避開，才不會太過刺激。這類先天的痣是不需要刮的；但如果為後天長的小痣或小肉球（常好發於肩頸，代表該局部組織循環不暢通），可透過刮痧暢通，有機會慢慢被身體代謝掉。若對於這部分有疑慮，無法判斷自己或個案屬於哪一種，則建議與醫療人員討論後再進行。

3

如何刮痧最安全？
刮痧時的注意事項

　　常有人問我，刮痧有沒有要注意的事項，或是要留意的重點。事實上，我們在臨床上確實也曾遇過有學員在不通風的環境下刮痧，導致刮完後不但沒緩解，反而更加頭昏胸悶（缺氧的現象）。但最常見的風險問題，還是來自於人們對刮痧的誤解，認為就是要用力刮出超多痧的瘋狂成就感追求，如此的目標設定，會讓不懂刮痧的人一直沒理由的大力亂刮，覺得痧就是要出很多、痛就是對方有問題，或就是要痛才有效的偏執追求，導致刮痧一直背負著莫須有的傷害罪名。但其實就只是不懂的人用錯了方式與思維在刮，而造成了不必要的傷害，畢竟最嚴重的痧就是刮不出來，這部分不可不慎。

　　因此，本篇針對「如何正確刮痧」，整理出十大重點，供大家參考。

① 時間——不能空腹，也不要吃太飽，飯後30分鐘再來刮

　　刮痧前不能很餓，避免低血糖，不要完全空腹也不要吃太飽，這跟運

動是一樣的理論，大約5至8分飽即可，原則上飯後30分鐘再來刮痧，可避免消化不良，或因躺著、趴著刮時，因腸胃壓迫或原本就容易脹氣的問題，而產生反胃嘔吐感；刮痧過程中，也建議可適時補充一點溫開水。

② 環境——要通風，但不可開冷氣

一定要保持通風，因為刮痧時身體處於充血狀態，需要排出濁氣與熱氣，所以環境不能悶熱。除了忌悶熱，更怕「涼」。刮痧時，可以開電風扇讓室內的空氣循環，但是不可直接對著被刮者吹，更不能開冷氣直吹。原因是，刮痧時血液循環會增加，毛細孔打開，這時如果再吹涼風，容易使身體著涼。

我在前文也多次提及，刮痧是讓傷浮現，當痧出現，表示身體裡有傷，以前沒有看到它，現在被看到了，身體會發出修復訊號，而開始吸引各種免疫或修復因子前來協助復原。假如在修復時又另闢新戰場，例如吹風受涼，那麼身體就會容易變虛弱，刮後常有不適感出現，修復狀態也會變得不好。

③ 椅子——要有「椅背」，不建議用塑膠椅

在我教學與服務的場域內，椅子有椅背是標準配備。以刮脊椎來說，被刮者是背對操作者並坐著刮，如果被刮者今天身體不適、血流不夠而快要昏倒，因為椅子有椅背，往前傾時至少有個地方可依靠，刮痧過程會較為安全。

刮痧時會昏倒，主要與個人體質有關，而非刮痧引起的危險。如果體質本身較虛，如遺傳性貧血、血紅素偏低、長期熬夜、工時過長而過勞、血流不足、冰吃太多等，或是有姿勢性低血壓，從坐著的姿勢改成直立時，血壓易明顯下降，可能會導致頭昏或站不穩。這時有椅背的椅子就能幫上忙，避免對方直接倒下。在家刮

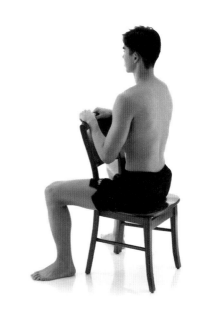

圖4-2　跨坐在有椅背的椅子上刮痧最安全。

痧時，使用一般家用的餐椅即可，如果有實木的椅子更好。因為塑膠折疊椅結構較不穩也難跨坐，不建議在刮痧時使用。

④ 姿勢——刮四肢時，躺著較好；脊椎則要坐著刮

在我們的系統中，刮脊椎都一律坐著刮，上段也有提到要跨坐在有靠背的椅子比較安全；之所以不趴著刮脊椎的主要考量是，擔心對方趴著時，背部因刮痧而大量充血，但因為重力往下，此時若對方的心臟在趴著時又已被床面加壓，會擔心這樣的充血與加壓，心臟是否能完全負荷，因此脊椎刮痧從我外公開始，都一律坐著刮。

四肢的部分，在站立時，因為身體的肌肉需要抵擋地心引力，需要抗重力，因此軟組織的張力較高，導致站著刮很容易出痧。退痧時，由於四

肢往往很難完全休息，還是要走動或是拿重物、滑手機等等，**因此會建議刮四肢時，都能有物體支撐**，例如躺在床上刮，或是自己刮手的時候，手也能平放在桌面上來刮痧，這樣才不會出太多痧，以避免無法好好休息退痧，而有「沉痧」的風險。

最常見四肢出痧出太多的狀況，通常是刮痧當下看有紅痧出現，然而，再過一會兒後會變很黑，好像整隻腳或手都瘀青，這往往是結晶痧出痧量太多的狀況。畢竟每天都會走路，現代人也幾乎長時間打電腦辦公及滑手機，低估了身體在「久坐下」所受的慢性傷害、所累積的痧，因此刮四肢時，強烈建議躺著刮才安全，且躺下時也記得要放置枕頭，以被刮者覺得舒服的姿勢為主，才能好好刮痧、不刮傷。

⑤ 介質——請使用刮痧油，而非涼膏

刮痧時，我不建議使用涼性油類，如含有薄荷成分，或很黏稠的膏類。原因在於，已有研究顯示，刮痧時血流會比平常衝高4倍，而在刮完後體表毛細孔打開之際，使用涼類的物質會非常刺激皮膚，不太舒服。當然也會有人提到，使用涼類介質之後，如冰敷一樣，冰完後會衝高血流，但由於4倍血流已是所有保守性療法中最高的充血量，已具有最好的修復狀態，因此我實在不太建議為了要衝更高血流，而使用涼性介質。

此外，當初在1978年就提出受傷後要先冰敷的蓋伯‧米爾金（Gabe Mirki）醫師，於2015年時已在個人網頁當中提到，冰敷或許不見得是急

性運動傷害的最佳首要處理方式，主因是現今有越來越多文獻發現，冰敷將延遲受傷組織的癒合，而非真的能幫助組織修復，因此真的不需要追求冰涼後的衝高血流。（詳細內容請見https://reurl.cc/OVy7Z9）

不建議使用黏稠膏類的部分，主要也是考量到摩擦係數，以前文提及的「石頭人」來說，其形成的原因就與過度刺激表皮有關，當身體已經很僵硬了，如果為了追求有感再塗涼膏類，通常只能在當下因為涼而獲得舒緩爽感，但涼完之後，**身體會變得比一開始更加無感**，這部分請務必要留意，勿進入到過度刺激的惡性循環裡。

⑥ 塗油──不能太多與太少，讓皮膚呈油亮但不滴油即可

塗抹專業刮痧油時，應讓皮膚呈現油亮、反光感，但是也不要一次塗太多而導致油滴下來，這樣也不好刮，環境的收拾也比較麻煩，容易讓油到處噴；反之，如果專業刮痧油塗得太少，也會增加刮痧的阻力，影響刮痧效果，或是刮的時候皮膚很痛。因此請讀者在操作時，一定要塗得油亮、油亮的，才能有最好的刮痧效果。

倘若讀者使用的是「功能油」，幫被刮者上油前，我通常會先讓對方聞一下油的味道，因為功能油更借助其精油成分對人體產生的化學效果，每一款功能油都有它獨特的功能，例如，舒眠油、舒壓油及塑身油（隱藏版揉痧油），從字面上就會知道其研發設定目標是什麼，而此時的油量，以方便刮該部位3至5下的潤滑度即可，功能油較難呈現油亮感，通常也

不會特別用來刮出痧、判斷痧圖，而是強調精油的作用；刮後也不像專業刮痧油一樣要洗淨，因此只要手摸起來有足夠的潤滑感即可。塗抹功能油後，再搭配物理性的刮痧刺激，即是結合物理與化學作用，讓身體更加放鬆、愉悅。

⑦ 戴手套——確保衛生安全，亦可避免掉盤

許多人在幫他人刮痧時，都沒有戴手套保護自己與他人的習慣，其實為了衛生安全，還是建議戴手套以避免感染到對方隱藏性的皮膚問題，或是如果自己的手有傷口時，也比較不會直接接觸到對方。此外，戴手套也較能初步避免對方濁氣對自身的影響，因此建議大家準備醫療用的橡膠手套，還可防滑，避免在刮痧時掉盤。另外，不建議使用乳膠超薄型手套，容易破掉；手扒雞手套則太滑，容易掉盤。

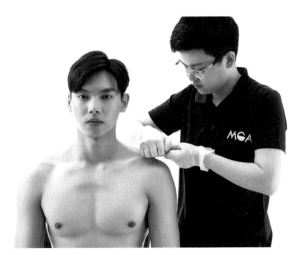

圖4-3　幫別人刮時，請戴醫療用橡膠手套較衛生。

⑧ 力道——不要硬刮、不追求一定要出痧

　　硬刮出痧，是常見的錯誤手法。請讀者在刮痧操作時，一定要有「痧是浮出來、切勿強求出痧」的科學刮痧心法，如此一來，至少能先不刮傷，爾後才有可能追求越刮越健康。另外，也再次提醒油量一定要塗抹到皮膚油亮、油亮，才能避免油量不足，導致過度摩擦表皮。最適當的力道，我們在專業研習當中，會教學員如何評估是哪一層的組織緊繃，因此你的刮痧力道是要針對氣脹、水腫、淺層筋膜、深層筋膜或肌肉層的問題，進而調整刮痧盤的下壓力道，這部分需要手把手帶領大家去觸摸。但就一般居家刮痧保健來說，刮痧時能感受到對方組織傳來些微阻力感、刮完後皮膚會持續紅1至2分鐘，以及見紅痧就收，**尤其是後兩點，也就是皮膚微紅、見紅痧就收**，刮到這樣即可。

　　這裡也再次提醒，有些較複雜的個案，由於個人體質的關係，比較缺血、血紅素不足、常吃冰、肌肉量不足等，導致皮膚摸起來冰冷、很難刮紅及刮熱、難刮出痧，此時，請千萬要緩、慢、柔地刮拭。通常這樣的人多為纖瘦的女性，建議可以邊刮邊多喝溫熱水，最好也搭配烤燈照熱身體。透過每次短時間，但頻率以一週刮一次，不見得要刮出痧的方式，並請對方配合生活習慣的調整（如少喝冰飲、多運動、飲食正常、不熬夜），身體才能真正健康。

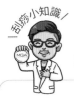
淺談什麼是軟組織評估？

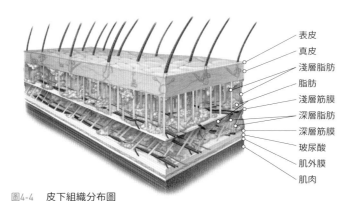

表皮
真皮
淺層脂肪
脂肪
淺層筋膜
深層脂肪
深層筋膜
玻尿酸
肌外膜
肌肉

圖4-4　皮下組織分布圖

圖片來源：SUBCUTANEOUS FASCIA. PERMISSION JOSEPH E. MUSCOLINO. WWW.LEARNMUSCLES.COM. ORIGINALLY PUBLISHED IN A MASSAGE THERAPY JOURNAL ARTICLE: FASCIAL STRUCTURE (SPRING 2012).

　　我在教學員拿捏刮痧力道時，會採用「軟組織評估」，將皮下組織分為五層類型，讓他們感受不同組織的深度及緊繃後的阻力感，進而了解刮痧時受傷的組織是在哪一層。刮痧時，若刮到皮膚有組織顆粒感，大部分為受傷後的傷疤組織，而依解剖位置，有些會是淋巴結。

① **氣脹**：表皮大範圍繃緊，皮膚呈橡皮球般緊繃氣脹感，石頭人就是此一類型，可能按壓不下去，或摸起來很像石頭，整個人彷彿被充氣得腫脹且硬。

② **水腫**：手往下摸時，應感受到第一層淺層筋膜阻力時卻感受不到，只觸摸到水水軟軟的反作用力，如同海綿充水般，很多

女生都會摸起來拋拋浮浮的，這就是水腫。而水腫類型的人往往在刮完痧之後，由於水透過刮痧比較好引導與代謝，因此很容易刮完而沒有做任何飲食或運動調整，就突然變苗條，就是因為水分被代謝掉的關係；男性的水腫好發部位在腹部，也跟久坐有關，都能透過刮痧調理。

③ **淺層筋膜：**皮下組織內的第一層筋膜，通常為排除皮膚後觸摸的第一層阻力，摸起來會感受到緊繃，刮起來也會比較痠痛有感，因為淺層筋膜的神經分布較深層筋膜多的緣故。

④ **深層筋膜：**肌肉外面的膜，觸摸後的第二層阻力，通常會與第五層的肌肉質地一起看，當肌肉很硬時，深層筋膜大都會呈現很緊的狀態。

⑤ **肌肉：**肌纖維本體，觸摸後的第三層阻力。當長期處在不良姿勢或是運動後沒有收操伸展，就會容易導致肌肉長度真的出現變短、質地變硬，而不再是有彈性的良好狀態；我們通常會用頁109「切」的手法先初步處理。

⑨ 刮痧方向——脊椎必由上到下，由內到外；四肢則不一定

MGA系統中，我們大多以脊椎為出發，先讓脊椎暢通，四肢的傷才能透過脊椎引導代謝，較為安全。脊椎的部分，應遵循由上到下，由內到外刮，切記不能逆著刮，可參考下頁圖片。脊椎的周圍因靠近心臟，動脈壓較高，動脈是將血流往外傳遞出去，如果今天刮的方向往內，如同與動

脈抗衡，會容易發生意外，若被刮者本身身體較虛弱、血流較不足，則容易有昏倒的風險。

　　要特別提醒的是，在刮脖頸時，**脖子因為有頸動脈，不可往內挖**，否則會影響到大腦血流的供應，或是影響到心臟血壓的調節，因為這裡鄰近頸動脈竇，負責控制血壓升降。

由內到外刮
（肩頸用）

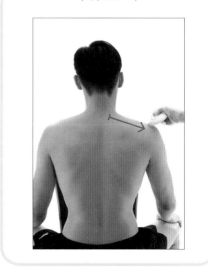

來回方向刮（四肢、頭皮用）

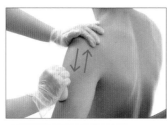

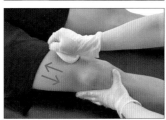

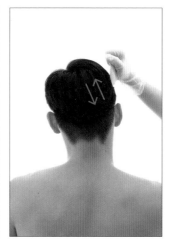

刮頸脖時，注意刮痧盤的拿法，不可往內挖

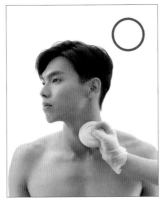
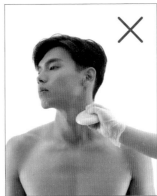

　　剛開始刮痧時，由於不知道對方的體質如何、生活習慣是否良好、身體是否血流充足等，因此建議大家緩緩地刮，切勿太過出痧或刮得太大力，是相對安全的刮痧手法。讀者不用太擔心，倘若真的遇到本身血流較不足的人，在稍微刮痧後，通常對方會先告知「頭有點暈」，此時身體也會容易「大量冒出冷汗」，當下應立即停止刮痧，讓其安全平躺，把腳抬高，使血液順利回流到心臟，待休息一陣子，身體較好後，可喝點溫開水，但建議就不要再刮，以免操作者因未具備充足的醫學知識，無法應對各種反應，容易發生危險。

⑩ 清潔──刮痧盤使用後，一定要清洗

　　提醒大家，由於刮痧盤是直接操作在皮膚上，因此每次使用刮痧盤後，無論是否有搭配刮痧油，都要記得清潔。一來是衛生安全，避免皮膚

病或C肝交互感染；二來是避免個人的氣或磁場交互影響，因此我們也很建議每個人都用自己的刮痧盤，以便隨時確認自身狀態好壞。清潔方式也很簡單，如下：

STEP 1 **使用肥皂、清潔劑或洗碗精，清洗刮痧盤**

用任何一種皆可，但不建議用菜瓜布刷洗，會把瓷器的保護漆刷壞。

STEP 2 **用酒精消毒**

清洗完的刮痧盤，一定要至少用酒精殺菌，做完整消毒。

STEP 3 **放在陰涼處晾乾**

待刮痧盤乾燥後即可收起來，如果家裡有烘碗機，可放進機內，以高溫或紫外線再次殺菌。

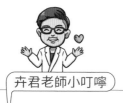

卉君老師小叮嚀

操作者要有自己的刮痧盤，建議不要共用

如果可以，我非常建議操作者要有一套自己的刮痧盤，並且與刮別人的刮痧盤分開。如果是刮伴侶或家人，通常對方不好，我們也會深受影響，因此分開使用的必需性就比較彈性；但如果是刮同事、朋友或個案，則建議一定要有另外一套，避免自己被影響。

4

哪些人較不適合刮痧？
過勞或特殊疾病者

　　雖然我們常說大部分的人都適合刮痧，但平常的生活作息也很重要。很多人會把刮痧當成疲憊時的放鬆，但是為了安全考量，**如果已經多天熬夜或沒有睡覺休息，不建議在這時來刮痧，而是應該要先好好睡覺。**之前我有刮過一位工程師，他連續好幾天熬夜工作，處於過勞的狀態，刮到一半開始有頭暈的現象，所以一定要特別注意對方是否有睡飽。

　　此外，有些特殊族群因體質或疾病關係，較不適合刮痧，包括：

① 經常貧血者

　　可能會因血流不足，導致刮痧時出現不適反應，為顧及所有讀者的最大安全考量，因此不建議進行刮痧。

② 有凝血功能障礙、服用抗凝血藥物或有血栓問題者

　　刮痧之所以有效，是在於大量充血後達到身體修復，因此若有凝血功能障礙、服用抗凝血藥物或血栓的人，都不建議刮痧時要刮出痧，或許可

用輕微按摩取代刮痧，對讀者來說相對較安全。若是首次來MGA刮痧，我們除了詢問病史外，也設有完整評估量表加以確認。

③ 未控制的感染、有無法代謝痧 及負荷大量充血的疾病、器官衰竭等族群

上述這些族群因疾病關係，也都不建議刮痧，以確保被刮者與操作者的安全。

④ 因疾病或其他原因，被主治醫師判定不適宜刮痧者

若因為治療關係而不適合刮痧者，我們也建議請先遵照醫囑，待病情穩定後可再和醫師討論。我也想提醒各位，有特殊疾病或在進行某些療程時，請務必諮詢您的主治醫師，經過許可後再來刮痧。

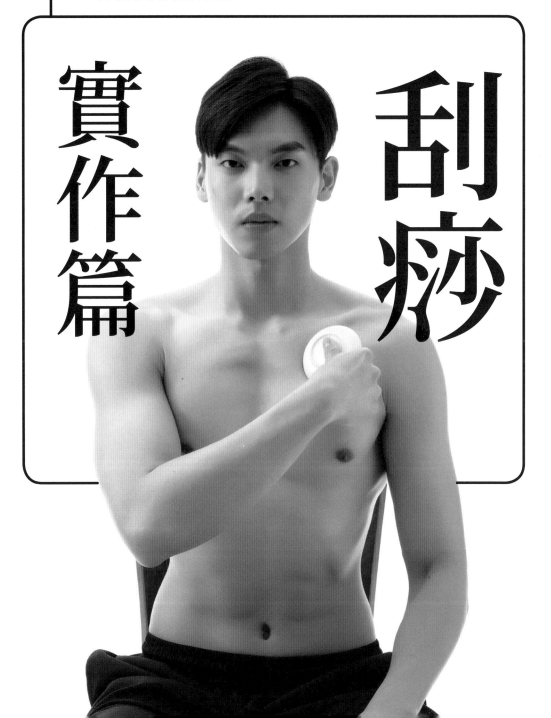

實作篇

刮痧

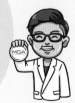

1 刮除你的不舒服 肩頸部

對應症狀 ☺睡不好＆腦霧 ☺肩頸僵硬（落枕）☺圓肩＆駝背＆膏肓痛

對症刮痧

1A

睡不好＆腦霧

許多人在新冠肺炎康復後，出現腦霧（brain fog）症狀，思考力與專注力大幅下降。實際上，這種情況並不一定是病毒留下的後遺症，而是康復後仍無法好好入睡所造成的，這類人就非常適合透過刮痧來改善。

刮痧部位

上斜方肌

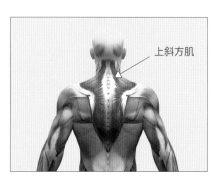

上斜方肌

刮痧工具

• 日常保健款刮痧盤 • 無痛款刮痧盤（怕痛者專用）
• 專業刮痧油或舒眠油

刮痧步驟

1. 被刮者呈坐姿，操作者在後頸部、上斜方肌處上一些刮痧油，亦可搭配舒眠油使用。

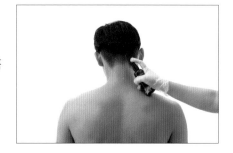

肩頸痠痛是目前許多上班族的共同文明病，如果打電腦時容易聳肩、頭部往前傾，或是桌子太高，導致手好像高掛在桌子上辦公，又或者雙手懸空打字，這些不良姿勢都容易使上斜方肌緊繃，摸起來僵硬如石頭，甚至造成睡不好。透過刮痧能讓肩頸部放鬆，痧的浮現也能幫助身體修復，有效緩解疲勞、睡不好及腦霧等問題。

2. 以指扣握式，先從髮際線的中間部位，沿著脊椎正刮，差不多刮到肩頸交接處，也就是約第七節脊椎處或第一節胸椎處；接下來刮脊椎兩側，直直地往下刮。此步驟為睡不好的最主要刮痧關鍵點。

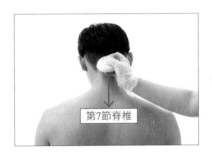
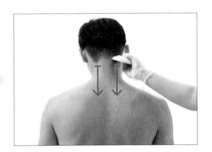

第7節脊椎

3. 再沿著脖頸最外側刮到肩膀處，向外刮拭，此方向為引導頸椎血流用。

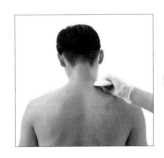
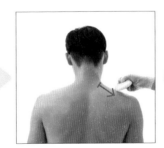
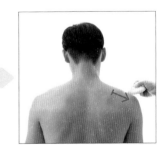

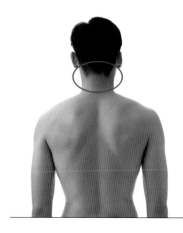

P☺int

左圖紅圈處與椎動脈有關。由於血流會往上形成基底動脈，以供應腦幹及大腦血流，而腦幹掌管睡眠與呼吸中樞，因此若此處太緊繃，則會影響到後續的血流供應，進而影響睡眠。再者，大腦的廢物代謝需依賴睡眠作用，才能開啟與腦脊髓液的交換開關，如果睡不好，會導致大腦的代謝不通暢，造成思緒不清晰、易頭昏腦脹、睡眠不佳等問題，都可藉由刮此處來改善。

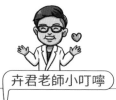

自|己|可|以|這|樣|刮

一樣從頸脖（紅點處）開始，依照每個人習慣的手勢，以內扣握式或指扣握式拿法，由內向外順刮即可。

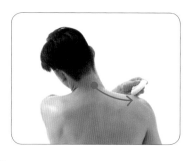

卉君老師小叮嚀

刮脖子時，力道要平貼被刮者的肌膚，方向是往下刮，而非往前刮（即不要變成像要砍對方脖子般的動作）；如果刮的過程中，被刮者的頭一直晃，就表示刮太大力了，力量要收一點。

肩頸僵硬（落枕）

很多人以為落枕是睡不好所致，其實更多時候是長期辦公姿勢不良，肌肉的緊繃與僵硬程度已到極限，才好像「突然」很衰地睡醒後落枕了，但實際是長期慢性累積的緊繃疲勞，而非突然。肩頸僵硬的刮法，會更強調上斜方肌的水平向纖維（在睡不好的部分則為引導輔助用），且一定要刮過肩峰處以引導血流，而落枕的主要肌肉為「提肩胛肌」，一定要好好刮痧放鬆。另外，如常落枕，一定也要先檢視自己的枕頭高度是否適合，可參考頁87的內容。

刮痧部位

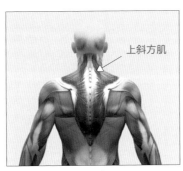

上斜方肌

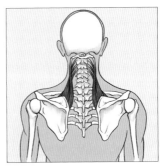

提肩胛肌

刮痧工具
- 日常保健款刮痧盤 • 無痛款刮痧盤（怕痛者專用）
- 專業刮痧油或塑身油

刮痧步驟

1. 被刮者呈坐姿，在兩側的上斜方肌處上一些刮痧油，亦可搭配塑身油使用，會更促進血液循環。

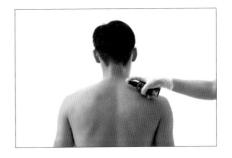

2. 以指扣握式，由上髮際線的部位往下，分兩段刮到提肩胛肌附著於肩胛骨內側上緣的骨突處。

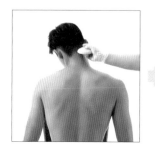
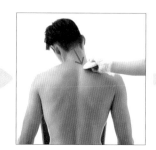
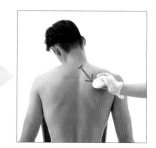

3. 如果肩頸僵硬，可由內往外刮拭左右的上斜方肌，且一定要刮過肩膀的尖峰，橫向刮法持續重複至肩胛骨脊的高度。

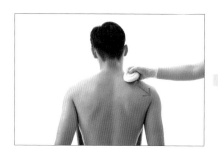
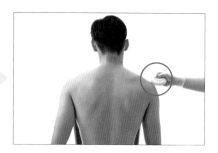

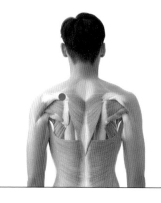

P☺int

紅點處是提肩胛肌附著處，也是落枕時最容易疼痛的部位，可加強在此處輕刮數次。

圓肩&駝背&膏肓痛

現代人長時間滑手機、看電腦，身體容易不自覺向前彎屈，造成圓肩也容易伴隨駝背，此時，往往是胸大肌或胸小肌較為緊繃所導致，因此可在肩頸放鬆後，再以刮痧加強胸大肌的放鬆，減少胸大肌的張力，以減緩圓肩與駝背的問題產生；倘若長時間駝背，也會容易導致「膏肓痛」，一樣可透過刮痧舒緩。但除了刮痧緩解痠痛外，建議仍須搭配良好的坐姿，挑選好的腰背支撐坐椅，且椅子要坐好坐滿，上背要靠著椅面，再加上適度的肩胛骨後收訓練（可掃上方QR碼），才能從根源處理坐姿辦公的駝背痠痛問題。

刮|痧|部|位

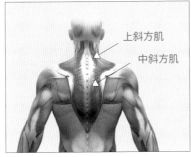

上、中斜方肌

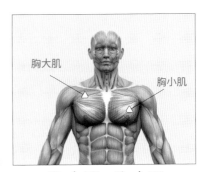

胸大肌&胸小肌

刮|痧|工|具
• 日常保健款刮痧盤 • 無痛款刮痧盤（怕痛者專用）
• 專業刮痧油

刮|痧|步|驟

1. 被刮者呈坐姿，先從背面開始刮。操作者找到上斜方肌與中斜方肌後，上一些刮痧油。

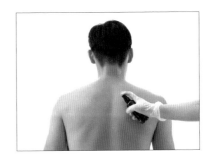

2. **上斜方肌**以指扣握式，採內到外的
刮法，請參考圖上箭號。

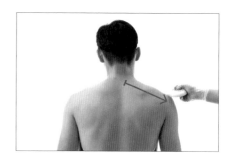

3. **中斜方肌**以指扣握式，採上到下的刮法，兩邊的肌肉都要刮到，可在膏肓
痠痛處（紅點）重複刮幾下做加強。

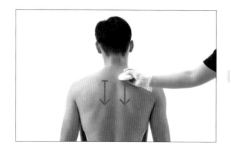 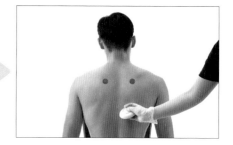

P☺int

膏肓痛（紅點處）大多與圓肩、駝背有關，主因是中斜方或更深層的菱形肌因
駝背姿勢，使肌肉需要在被拉長的情況下，持續用力打電腦，導致肌肉長時間
離心收縮用力，造成痠痛。可多刮胸椎兩側，舒緩不適。

┌────────────────────────────────┐
│ 駝｜背｜可｜以｜這｜樣｜刮 │

如果有駝背問題，可以手持刮痧
盤，依照每個人習慣的手勢，以
指扣握或是掌面夾握式拿法，從
胸大肌處，由內向外刮拭。

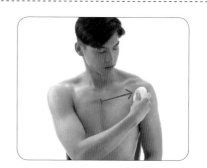

4. **胸大肌**以指扣握式，採上到下、內到外刮法。胸骨處，先從上往下刮至兩乳頭間，後再從內往外刮，且務必刮過肩膀。

【由上往下刮至兩乳頭間】

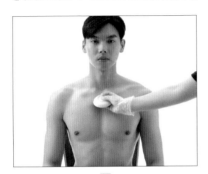

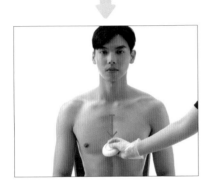

【由內往外刮過肩膀】

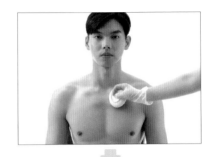

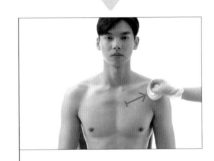

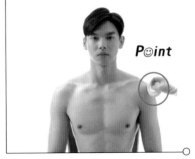

肩膀紅圈處為胸大肌附著點，可在此處輕刮數次做加強。唯有放鬆胸大肌，才能減少圓肩的拉力，減緩後背的不適。

2 刮除你的不舒服 臉部

對應症狀 ☺鼻塞&黑眼圈 ☺注意力不集中

對症刮痧

2A

鼻塞&黑眼圈

鼻竇由額竇、蝶竇、篩竇及上頜竇所組成,是頭部充滿空氣的空腔,位於兩眼之間,所以容易鼻塞的人,也會容易眼睛霧霧的、黑眼圈很重。只要刮通鼻子,眼睛周圍的組織液會變得暢通,用眼時會感覺明亮及清晰。

刮痧部位

鼻竇

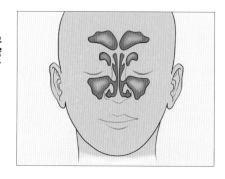

刮痧工具
• 日常保健款刮痧盤或刮筋盤皆可
• 專業刮痧油

刮痧步驟

1. 被刮者呈坐姿,操作者在鼻子、雙頰上一些刮痧油。

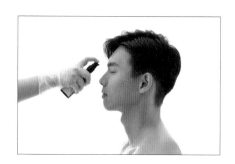

臉部其實也可以刮痧，主要是刮鼻子、雙頰和額頭。刮鼻子為什麼這麼重要呢？一來是很多人有鼻塞、鼻過敏的問題，二來是感冒時若鼻子不通，往往也會容易伴隨著頭昏或發燒（鼻塞會影響散熱），因此通常只要刮通鼻子，就能舒緩發燒及頭昏腦脹的問題。另外，鼻塞也與陳年黑眼圈有關，黑眼圈很重的人，只要鼻子刮暢通了，氣色看起來也會好很多。

2. 以指扣握式，先由上往下刮鼻子正中間（圖Ⓐ），再傾斜地由眼睛往鼻梁刮鼻竇（圖Ⓑ），最後從鼻竇往外斜刮臉頰（圖Ⓒ），有助於鼻子暢通及改善黑眼圈。

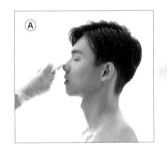
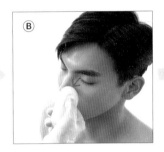
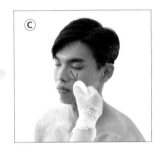

3. 若眼睛容易霧霧的人，可再加強鼻竇至兩眉之間，請由下往上刮。

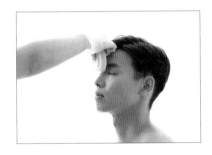
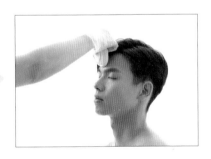

自己可以這樣刮

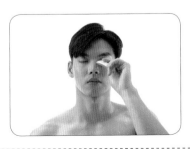

也可以手持刮痧盤，以內扣握式輕刮鼻竇處，舒緩症狀。

注意力不集中

人類是用大腦思考的動物，前額葉則掌管思考，注意力的集中也與其有關。因此，當前額葉血流不足時，也容易影響思考及專注力，雖我們不可能直接刮到大腦，但透過在表皮的刮拭，或許能增加大腦周圍的血流，進而在獲得足夠養分後提升大腦功能。對上班族來說，當此處的血液循環變好時，在判斷或選擇上也會相對清楚果斷。

刮痧部位 **額頭（前額葉）**

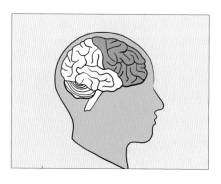

刮痧工具 ・日常保健款刮痧盤 ・無痛款刮痧盤（怕痛者專用）
・專業刮痧油

卉君老師小叮嚀

刮額頭時，若不想出痧影響外表，請在刮痧時力道放輕，刮到皮膚微紅即可，亦可用無痛款來刮，較不易出痧。但若有刮出痧，也不用太擔心，通常2至3天就會退光。額頭的痧往往是眉頭深鎖的肌群所造成，代表一直有煩心的事情且尚未能有效處理，才會一直皺眉思考。此外，依中醫觀點，此處為面相中的命宮與官祿宮，印堂發黑通常都不是什麼太好的狀況，印堂也為心血管的反射區，因此透過刮額頭，也能檢視最近的狀態，提高自覺。

1. 被刮者呈坐姿，操作者在額頭上一些刮痧油。

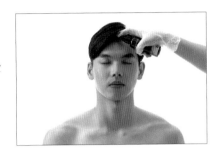

2. 以指扣握式，從眉毛上緣處往上刮到髮際，額頭就比較不會緊繃。

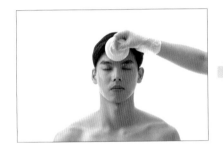 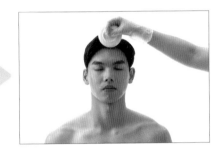

自｜己｜可｜以｜這｜樣｜刮

也可以手持刮痧盤，依照每個人習慣的手勢，以內扣握或是掌面夾握式拿法，從眉毛處往上刮，即可舒緩額頭緊繃不適。

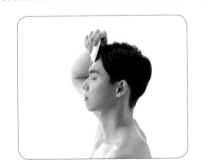

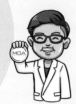 **3**

刮除你的不舒服
胸椎 & 胸骨

對應症狀 ☺ 長期勞累＆情緒不佳 ☺ 胸悶＆中暑

對症刮痧

3A

長期勞累＆情緒不佳

我們常說累到骨子裡，其實就是疲勞累積在胸椎與胸骨中，尤其是胸椎，若是長年的勞累，往往會在胸椎中刮到較黑的痧，甚至出現黑點痧。此時，其實也反映了被刮者是否因為過於勞累，而不願把想說的話說出來，或是情緒都自行處理，特別壓抑，甚至對他人的信任與依賴關係不足等等。以上的內心小劇場，其實都可以透過刮拭後背來釋放壓力，當心肺反射區獲得足夠的血流進行修復後，氣能吸得比較足，也就比較有底氣能將話說出口，內外一致的情況下，身體才能舒適。

刮痧部位 **胸椎**

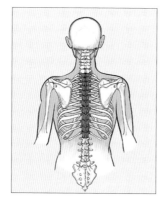

刮痧工具 ・日常保健款刮痧盤 ・無痛款刮痧盤（怕痛者專用）
・專業刮痧油或舒壓油

胸椎在後側，胸骨則在前側，以交感神經分布來看，主要為心肺的反射區，且兩者會相互影響，胸椎若有痧，胸骨通常也會有；對我來說，這兩個地方最能看到一個人個性的本質。依中醫觀點，肺主悲，也就是和悲傷的情緒有關，若此二處有痧，人會比較容易悲觀，或是對事情易感到糾結，造成抑鬱；心則主喜，若有痧，會比較不容易感到開心。若你是肺活量不好、心跳偏快或是高血壓的人，甚至是常被工作追趕，處於高壓環境的上班族，也都非常建議刮胸椎及胸骨，才能讓身體的傷代謝，進而讓心胸開闊、呼吸順暢及體力變好。

刮｜痧｜步｜驟

1. 請被刮者坐著，並呈「微微駝背」的姿勢，讓胸椎得以被暴露出來，方便刮痧盤能完全接觸欲刮的範圍。在後背中間的胸椎上一些刮痧油，亦可搭配舒壓油使用。

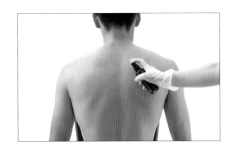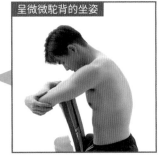

呈微微駝背的坐姿

2. 以指扣握式，先由上往下，刮拭中間的胸椎，再由內向外，分別往胸椎的左右兩側刮拭，刮完一側再換另一側。方向一律由上往下。

【由上往下刮胸椎】

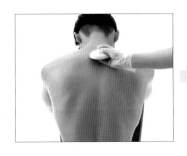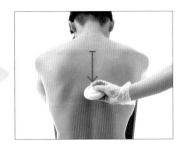

P☺int

如果對方身體有凸起的大痣，記得要避開，不要刮到，才不會造成不舒服。

【 由內向外往胸椎外側刮 】

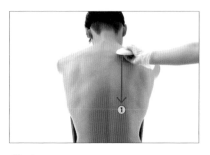 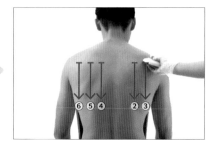

P☺int

經常感到疲勞的人，胸椎刮出來的痧，其顏色會偏深，且容易有好像「被割肉」的刺激感，但為了安全起見，請以對方「可接受」之疼痛的力道刮拭，並見紅痧就收，以避免不必要的傷害。

卉君老師小叮嚀

　　有些人胸椎的痧，其顏色較深，跟習慣運動完後常直接喝冰水降溫有關，這類型的人通常肌肉比較飽滿，刮起來皮膚容易紅，看起來很健康，但刮完後皮膚溫度卻容易上不去，體溫偏低，讀者可以用此特徵加以辨認。通常須將身體的濕寒透過刮痧刮除，並搭配喝溫熱水或是照烤燈，就能加速排除，而這一類型的冷汗與體質較虛的冷汗不同，為體表刮出的紅。

胸悶的成因,需先排除被刮者是否有心血管疾病所造成的心因性胸悶狀況,這部分需要直接就醫;倘若為長期圓肩、姿勢不良等所導致的肌肉緊繃,造成吸氣時胸部肋骨無法順利擴張,則很適合本篇教導的刮痧手法。另外,話常說不出口而默默承受者,也會容易胸悶,建議搭配3A的刮痧法,一起刮拭,因為前胸與後背是對稱的。

此外,**中暑時,多數人都會只刮拭3A的範圍,但其實更要加入本篇的部分**,因為中暑的人往往會有胸悶、頭昏、雙眼朦朧的症狀,容易覺得氣在胸口堵住,吸不太進去,可透過本段的刮法,快速讓人從昏悶中恢復,加速散熱,刮完後眼神會變明亮,身體也會舒服許多。

刮痧部位	**胸骨**

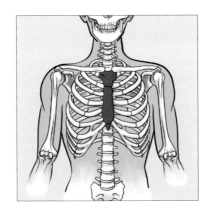

刮痧工具	•日常保健款刮痧盤 •無痛款刮痧盤(孩童及怕痛者專用) •專業刮痧油或舒壓油

刮痧步驟

1. 被刮者呈坐姿,操作者在前胸的胸骨上塗一些刮痧油,成人中暑者建議使用日常保健款刮痧盤及專業刮痧油(但如果為孩童,則可用無痛款,減少刺激),胸悶者亦可搭配舒壓油使用,全面釋放壓力。

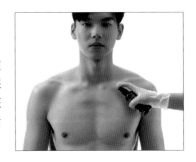

2. 從胸骨處，以指扣握式，由上往下刮至兩乳頭間；之後再刮胸大肌，由內往外朝「斜上方」刮（非平行水平，效果不好），且務必刮過肩膀，才能有效引導血流。胸悶及中暑者，需加強胸大肌肌肉本體的刮拭，與圓肩需加強肩膀處不同，所有的悶熱都要透過肌肉去引導與散熱，效果較好。

【從胸骨由上往下刮】

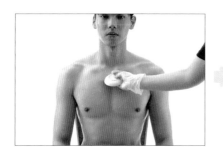 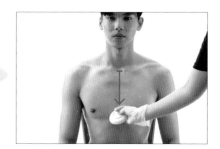

【胸大肌由內往外朝斜上方刮】

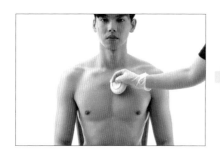 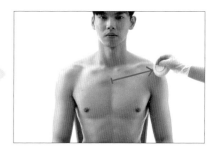

P☺int

前胸、後背都要刮

中暑、胸悶時，大多數人常會刮後背的胸椎，但往往只刮後背，忘了刮前面的胸大肌。由於前胸與後背都是心肺反射區，會互相影響，**若為長期勞累、情緒容易悲傷或不開心，建議3A跟3B的部位一起刮**，效果最好，且建議2至3週可刮一次，沒有痧就能再刮，以成為日常的保養。

若想自己刮，建議可手持刮痧盤，依照每個人習慣的手勢，以內扣握或掌面夾握式拿法刮前胸，後背則請人幫忙。

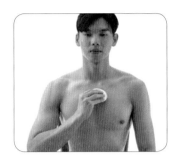

卉君老師小叮嚀

1 刮胸大肌時，由於胸大肌的肌肉纖維排列關係，請不要平行刮，而要往「斜上方」刮出去，且一定要刮過肩膀，血流才得以向外散開。

2 胸骨的下方有胸腺（thymus gland，參考右圖），是形成免疫細胞的中繼站。由於刮胸骨時，局部血流會增加，連帶刺激到胸腺，因此勞累族群更要隨時自覺，定期刮拭胸骨部位，有助於提升免疫力。

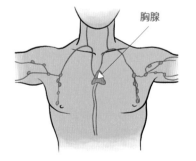

胸腺

4 刮除你的不舒服
腰薦尾椎

對應症狀 ☺胃脹氣&便祕 ☺痔瘡&尿道發炎 & 生理期不順

現代人因久坐，容易有消化腸胃道的問題，而胸椎第12節旁為胃俞穴，長期胃脹氣者，可以在刮頁154的3A時，順勢往下刮至本篇所教的腰薦尾椎，以引導來至胃的痧能透過排便而代謝。如果是容易便祕者，在排除水分已喝充足、纖維素也攝取足夠的情況下，可透過刮拭腰椎處，以促進大小腸的蠕動。

刮痧部位

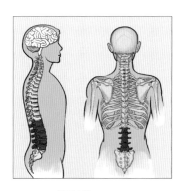

腰椎

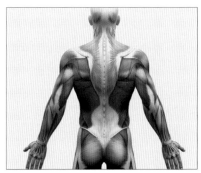

背闊肌&豎脊肌（黃色）

刮痧工具
・傳承款刮痧盤 ・無痛款刮痧盤（怕痛者專用）
・專業刮痧油或塑身油

現代人常腰椎不適，主要與久坐有關，骨盆坐在椅子上，重力往下，椅面會給予臀部反作用力往上，導致長時間加壓，使該處血液循環不暢通。此外，從交感神經來看，腰椎、薦尾椎與大小腸、泌尿及生殖系統有關，透過刮痧可改善胃脹氣、便祕、生理期不順、痔瘡或尿道發炎等症狀。

刮│痧│步│驟

1. 被刮者呈坐姿，操作者在後背腰椎至薦尾椎處，上一些刮痧油，亦可搭配塑身油一起使用。

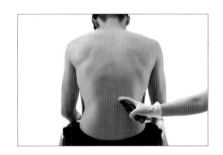

2. 從胸腰椎交接處，以指扣握式，由上往下輕刮到腰薦尾椎。先刮正中間的脊椎，之後往旁邊刮豎脊肌與背闊肌。刮至皮膚呈紅色，或見紅痧就收即可，不可過度刮拭。

【從脊椎處由上往下刮】

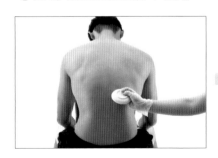 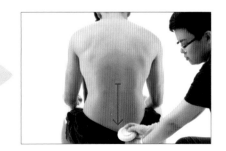

【從豎脊肌及背闊肌處由上往下刮】

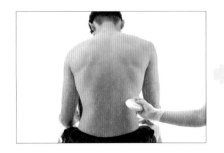 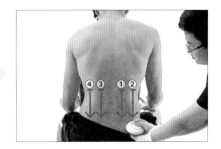

3. 刮至兩側腰部時，由於現代人長期久坐的關係，容易形成痧塊，一樣由上往下輕刮即可。痧塊在退痧時容易變得很黑，切記不要刮太用力，刮完後搭配塑身油使用，有助於好好退痧。

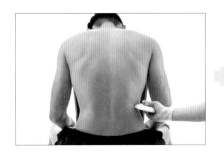 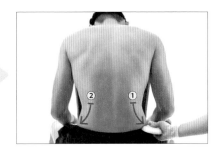

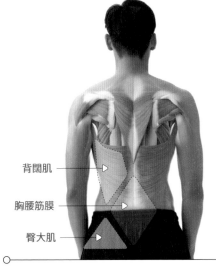

背闊肌

胸腰筋膜

臀大肌

P◉int
刮痧也能放鬆緊繃僵硬的胸腰筋膜

胸腰筋膜主要為豎脊肌與背闊肌在最後要連至腰薦椎處，兩者相連而成，形成一層非常硬的結締組織，而往往因為質地較硬的關係，因此也很難針對此處做很深層的放鬆，但透過手中的刮痧盤，再也不用透過手肘在此處來回摩擦，只要輕輕的由上往下刮，就會「非常有感」，非常適合久坐及有在重訓，常練深蹲、硬舉及滑輪下拉等動作的人。

若想自己刮兩側腰腹,建議可手
持刮痧盤,以掌面夾握式刮兩側
腰部。

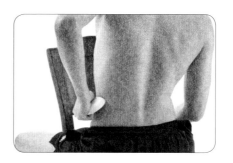

卉君老師小叮嚀

1 被刮者如果身材高大,可視操作
   者的方便性,一口氣直直地刮下
   來,或也可以分段刮 ── 先往下
   刮第一道,之後再重複第一道的
   尾部,再延續往下刮,刮至底部
   即可;怕痛者也可以使用分段刮
   的手法,比較能順利刮痧(如圖上箭號)。

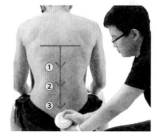

2 兩側腰腹處若有很難消的游泳圈,可透過左頁步驟3的刮法
   慢慢刮除。重點是,每次都輕刮至皮膚微紅就好,可每週刮
   一次,切勿刮太深,以免痧塊出痧太多、顏色太黑,不好退
   痧。

泌尿與生殖系統的反射區主要為薦尾椎，此處肌肉鮮少，主要為筋膜與韌帶，按摩較難放鬆，很適合用刮痧盤直接刮至放鬆。女性若有生理期不順、經痛等問題，也可以在平時就多刮此處，刮至微紅或見紅痧就收即可，不可出痧太多，避免在對痧種不了解的情況下，導致下次經期來時，因出現經血減少等變化，容易過度緊張，造成不必要的壓力。

刮｜痧｜部｜位

薦尾椎（紅色）＆
薦髂關節（黃色）

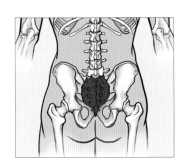

刮｜痧｜工｜具　• 日常保健款刮痧盤　• 無痛款刮痧盤（怕痛者專用）
• 專業刮痧油或塑身油

刮｜痧｜步｜驟

1.　被刮者呈坐姿，操作者在後背腰椎
至薦尾椎處，上一些刮痧油，亦可
搭配塑身油使用。

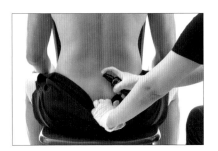

2. 腰薦椎交接處，以指扣握式，先從正中央向下刮至尾椎，此時可請被刮者的身體再往前傾斜，呈翹屁股姿勢，較容易刮到尾椎。

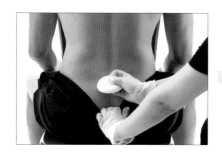 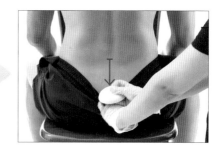

3. 薦髂關節處由於久坐關係，活動度容易受限，可針對此處先由上往下刮，並多刮幾下以做加強。

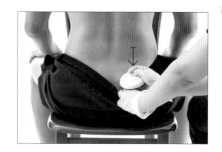

4. 由於薦尾椎呈倒三角形，可沿著薦椎的骨頭邊緣，斜斜由外往內刮至尾椎。尾椎處可採「單點微刮」手法，加強放鬆尾椎周圍的軟組織。

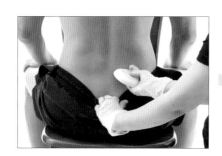 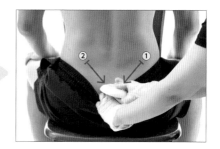

Point
生理期來也可刮痧

只須記得輕刮即可，若想更細部的調理經期，在經期來的前、中、後，刮法都有些不同，刮痧重點也會不一樣，此部分專業程度較高，建議學習相關課程後再操作。如果只是想要簡單、安全的調理婦科問題，則上述4B的刮法已足夠，但非常建議搭配塑身油，其成分會更促進血液循環，可有效暖宮。刮痧頻率為2週一次，搭配無痛款刮痧盤，每次都刮至微紅即可。

自 | 己 | 可 | 以 | 這 | 樣 | 刮

以掌面夾握式持刮痧盤，
自行刮拭薦髂關節。

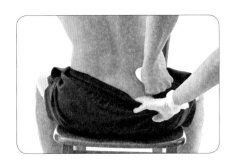

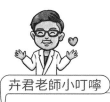

卉君老師小叮嚀

1 若成長過程中曾因跌倒而撞到尾椎者，在刮
  此處時，容易會有一條呈直線型較黑的痧圖
  （如上圖），請不用緊張，此為長年舊傷的
  痧圖浮現，配合熱敷按摩即可。

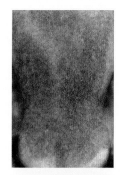

2 如果為久坐造成的痔瘡或女性常見的泌尿道
  感染，在刮此處時，則容易有聚集性的痧點
  出現在薦尾椎（如下圖），刮時會感覺有顆
  粒感，刮後女性容易有白帶產生，此為正常
  身體代謝排出現象，不用太擔心，一樣配合
  熱敷按摩即可，但要避免再次加壓，不然會
  容易造成皮肉痛，痧也會不好退。**刮後應避**
  免久坐，或每30分鐘就起來走動，也可拍
  拍屁股，增加血液循環。

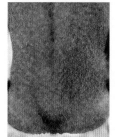

5

刮除你的不舒服
肩關節

對應症狀 ☺肌腱炎 ☺夾擠症候群 ☺三角肌拉傷 ☺五十肩

對症
刮痧

5A

肌
腱
炎

肩膀常見的肌腱炎主要為肱二頭肌肌腱炎。肱二頭肌主要用來做肩膀屈曲及手肘屈曲的動作，在拿物品時都會使用到，容易因頻繁使用而造成肌腱發炎。另外，當圓肩、駝背太明顯時，由於肱骨頭會被胸大肌往前拉，就會造成肱骨前移的現象，導致肱二頭肌的肌腱容易被肱骨頭碰撞。因此，建議在處理肱二頭肌肌腱炎問題時，胸大肌也一起刮拭較好，也能引導肱二頭肌出痧的血流，加速修復。

刮痧
部位

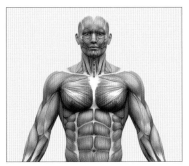

胸大肌

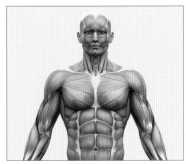

肱二頭肌

刮痧
工具

• 日常保健款刮痧盤 • 無痛款刮痧盤（怕痛者專用）
• 專業刮痧油或塑身油

肩關節是一個高度活動的關節，平常曬衣服、煮飯、滑手機、打電腦，甚至是背包包，都會用到該部位。常見的症狀包含肌腱炎、夾擠症候群、重訓造成且較難處理的三角肌拉傷或五十肩等。若是女性，還會發生內衣肩帶過緊而影響肩關節循環等問題。上肢是心肺的延伸，肩關節更是轉折要塞，尤其是腋下血流，一定要刮暢通才行。現代人因為容易長時間雙手往身體內靠來打電腦或滑手機，放鬆腋下肌群也有助於避免五十肩的形成。

刮｜痧｜步｜驟

1. 被刮者呈坐姿，操作者在胸大肌及肱二頭肌上一些刮痧油，亦可搭配塑身油使用。

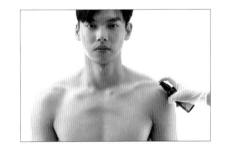

2. 刮胸大肌時，如頁158的3B（步驟2）刮法，以指扣握式，直接由內往斜上方的肩膀刮拭。

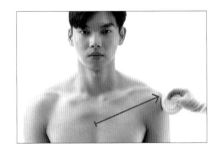

3. 接下來刮手臂肱二頭肌時，請換成躺姿，面朝上，雙手平放於身體兩旁，手心也朝上，可用指扣握式，從肩膀由上往下刮至手肘凹窩。視操作者的方便性，可像刮腰部一樣，一口氣直直地刮下來，或分段亦可。

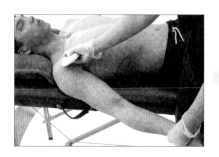 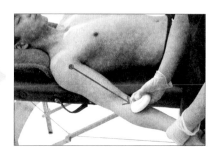

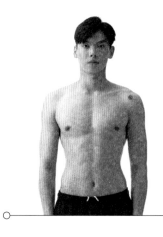

P☺int

肱二頭肌於肩膀及手肘的起始點及終點，都可單點做加強（紅點處），而在中間肌肉本體的地方，往往容易有黑珠痧或結晶痧，刮起來較痛，讀者可以視被刮者情況，調整力道，一樣建議勿出痧太多，以避免四肢不好退痧，或容易有沉痧的風險。

進│階│刮│法

拉傷要這樣刮！

若是不小心拉傷肱二頭肌，一樣可以在拉傷當下就刮痧放鬆。刮法如上述5A的方式，但建議使用無痛款刮痧盤，並搭配塑身油，刮至皮膚微紅即可，讓拉傷處獲得足夠血流，快速修復。

肩關節是一個較大的肱骨頭，放置於較小的肩胛骨盂唇凹窩（glenoid fossa）當中，類似高爾夫球放在球丁上（tee），雖然提供我們很大的活動度，卻容易不穩定。因此為了提升穩定度，肱骨頭周圍被旋轉肌包覆著，以提升動作控制的穩定度。但當肱骨頭因為過於聳肩、旋轉肌群的棘上肌失能，收縮時無法有效下壓肱骨頭，或腋下軟組織太緊繃時，就會導致肩關節在上舉過程中，肱骨頭無法順利往下轉，而直直撞到肩胛骨的肩峰（acromion），造成所謂的夾擠症候群（impingement），使肩關節上舉時容易卡住，或在特定角度時產生疼痛。

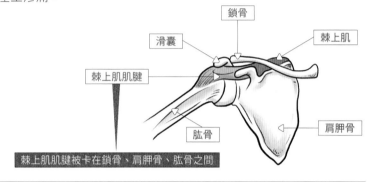

棘上肌肌腱被卡在鎖骨、肩胛骨、肱骨之間

刮痧部位

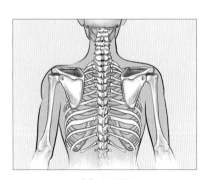

棘上肌

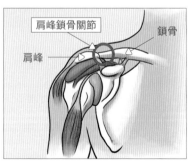

肩峰鎖骨關節

刮痧工具

- 日常保健款刮痧盤
- 專業刮痧油或塑身油

1. 被刮者呈坐姿，操作者站在其身後，在棘上肌與肩峰鎖骨關節上一些刮痧油，亦可搭配塑身油使用。

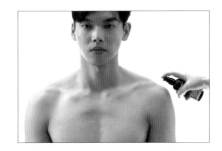

2. 用掌面夾握式拿法持刮痧盤，從肩膀內側開始，由內往外刮，可刮一至兩道即可。

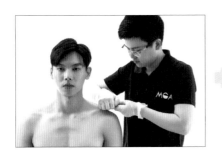 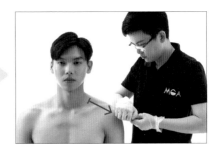

3. 換刮肩峰鎖骨關節處時，一樣呈坐姿，可用指扣握式，針對關節處由內到外刮拭。此時操作者可站在被刮者側面的肩膀旁，會比較順手，亦可單點加強刮拭該關節。

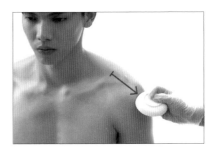

自|己|可|以|這|樣|刮

也可手持刮痧盤,以指扣握式,由內至外刮拭肩峰鎖骨,舒緩症狀。

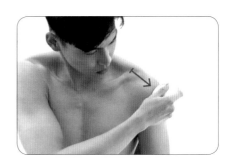

卉君老師小叮嚀

1 肩峰鎖骨關節位於肩胛骨與鎖骨交接處,平常很難按摩放鬆,建議用日常保健刮痧盤刮拭,此處易出現黑點痧。一般女生內衣肩帶太緊時,或有在做重訓「肩上推」的動作,此處刮起來都會特別痛,請小心不要太大力。

2 上述5B的刮法為針對肱骨頭上方做刮拭,若夾擠的成因偏向腋下軟組織緊繃,則可搭配5D的五十肩刮法,效果更好。

三角肌拉傷

三角肌位於肩膀外側，日常生活中只要是「手臂往上抬」的動作，不論是屈曲、外展或後伸，都會用到三角肌。但由於三角肌較為壯碩、肥厚的關係，按摩不見得能深層處理，也較傷手。由於三角肌分為前、中、後三部分肌纖維走向，因此非常適合用刮痧盤做分層與放鬆，如有在做重訓的讀者，更可透過刮痧，把三角肌的曲線練得更好看。

刮痧部位　三角肌

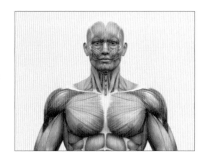

刮痧工具
- 日常保健款刮痧盤　• 無痛款刮痧盤（怕痛者專用）
- 專業刮痧油或塑身油

刮痧步驟

1. 被刮者呈坐姿，要刮拭的那一手請扠腰，操作者在前、中、後的三角肌處，上一些刮痧油，亦可搭配塑身油使用。

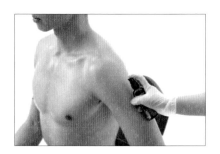

2. 前、中、後三角肌都要刮到，刮法各不同，請參考圖說。

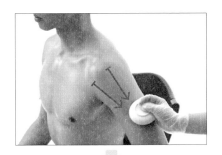

前、中三角肌 操作者可站在被刮者身旁，以指扣握式拿法，往下順刮。

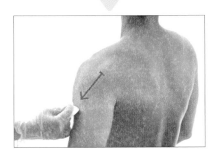

後三角肌 操作者可站在被刮者身後，以指扣握式拿法，往下順刮。

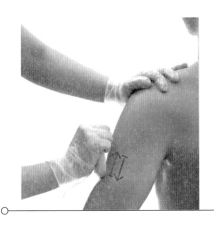

P😊int ①

從三角肌往下順刮到肱二頭肌、肱三頭肌交接處時，刮起來容易有顆粒感，是不同肌肉在各自收縮時造成的筋膜糾結拉扯，可以採掌面夾握式拿法，在肌肉交接處上下來回輕刷（如左圖）。不過因為刮起來會有點疼痛，**因此建議可用無痛款刮痧盤操作，或用指扣握法，採單向順刮也可以。**

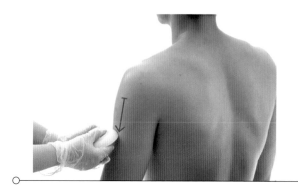

由於三角肌較肥厚，因此特別將「拉傷」作為肩關節刮痧的其中一段，若操作時發現單手比較不好用力，也可以用另一手輔佐（如左圖）。

自 己 可 以 這 樣 刮

亦可以指扣握法拿刮痧盤，往下順刮三角肌即可。

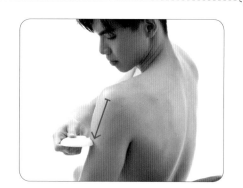

當肩膀抬起來有一點緊緊的,角度好像有點受限時,不論是因為只能舉起50度或是好發在50歲,皆通稱五十肩。從我們的臨床經驗來看,五十肩的前兆通常會出現肩胛下肌太緊、腋下軟組織過於緊繃的問題。其緊繃的主要原因仍然與長時間打電腦、滑手機,鮮少活動、抬高肩膀,且手臂常呈現內收與內轉的姿勢有關,皆會使腋下的軟組織容易緊繃。

刮痧部位

肩胛下肌

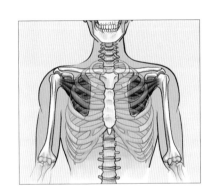

刮痧工具

・傳承款刮痧盤 ・無痛款刮痧盤(怕痛者專用)
・專業刮痧油或塑身油

刮痧步驟

1. 被刮者呈平躺姿,手向上舉約145度,不須舉到最高,而是要暴露出腋下即可。操作者在腋下的肩胛下肌處,上一些刮痧油,建議使用傳承款或無痛款刮痧盤(日常保健款怕太痛),亦可搭配塑身油使用。

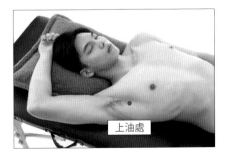

上油處

2. 肩胛骨在手臂上舉時，會往外往上轉，而使我們得以從被刮者身體前側刮到肩胛下肌。之後，採指扣握式，用刮痧盤在腋下處，由上往下順刮即可。

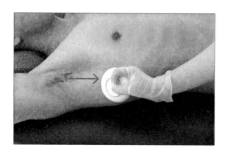

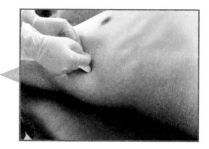

也可使用頁113「挖」的手法，協助肌肉做分層，讓各自的肌群比較有效收縮。

3. 手臂的部分，則由腋窩往手肘方向刮拭。

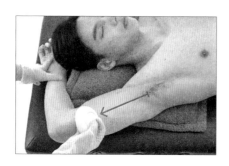

P☺int

此刮法也能有效引導產後婦女因哺乳而造成的淋巴腫大，雖孩子長大了，但腋下的腫塊卻消不了，在尋求醫師排除惡性腫瘤的情況下，可用此刮法，慢慢引導組織液排出，並藉由手臂的肌群協助代謝。

一樣採躺姿,一手枕在頭部下方,另一手以指扣握法拿刮痧盤,由上往下順刮腋下。

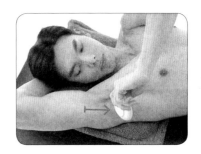

卉君老師小叮嚀

　　如果肩胛下肌的旋轉角度卡卡的,上舉時又疼痛難耐,建議還是要尋求醫療人員的幫助,才能透過正確的診斷,精準緩解症狀。

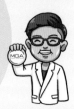
對症
刮痧

6A

高爾夫球肘

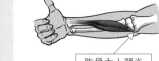

肱骨內上髁炎
「高爾夫球肘」

掌心往上的上臂肌肉稱為肘彎曲肌群，它的附著點是在肱骨「內上髁」，有許多肌肉可以控制手指頭與手腕的彎曲動作。常見的疼痛症狀包括高爾夫球肘，醫學上則稱為「肱骨內上髁炎」，常發生在需要長時間用力提東西時，如上菜市場買菜，是一種肌肉拉傷。

刮痧部位

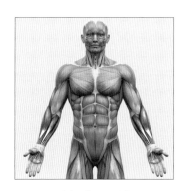

前臂肌群

刮痧工具
・日常保健款刮痧盤 ・無痛款刮痧盤（怕痛者專用）
・專業刮痧油或塑身油

當手肘及腕部感到疼痛或出現症狀時，經常與運動、提重物或姿勢維持太久有關，包括跌倒時手掌撐著地板、長時間滑手機，或提重物時手肘彎曲，時間過長、施力不對等，都容易造成發炎。

刮｜痧｜步｜驟

1. 被刮者呈躺姿，操作者在掌心往上的手臂肌群、肱骨內上髁與手掌心，上一些刮痧油，亦可搭配塑身油使用。

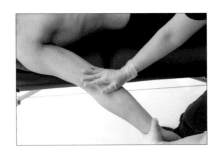

2. 手心朝上，刮痧時，從手臂彎曲肌群處，以指扣握式，由上往下分段順刮到手指，如圖上箭頭處。亦可在手臂上做單點加強的刮拭。

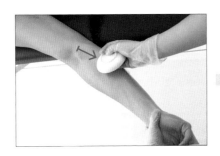 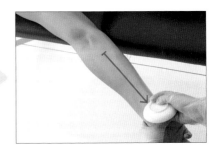

可用指扣握式（左圖）或掌面夾握式拿法（右圖），由上往下順刮手臂的彎曲肌群。

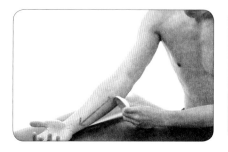 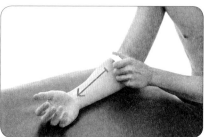

卉君老師小叮嚀

1 如果肱骨內上髁特別疼痛，可改用無痛款刮痧，但此處容易好發結晶痧，因此不建議刮太深，請見紅痧就收。

2 手臂與手掌從經絡上來看具有手太陰肺經、手陽明大腸經、手厥陰心包經、手少陽三焦經、手少陰心經、手太陽小腸經；若讀者習慣用經絡切入看待人體，也可使用刮筋盤，於手心與手背處做刮拭（如右圖）。

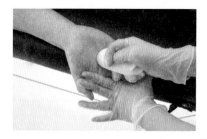

掌心朝下的上臂肌肉稱為肘伸直肌群，它的附著點是在肱骨「外上髁」，有許多肌肉可以控制手指頭與手腕的伸直動作。該處常見的疼痛症狀有網球肘，醫學上則稱為「肱骨外上髁炎」，常發生在需要用力握住東西並且旋轉出力時，如扭毛巾，是一種肌肉拉傷。

刮痧部位

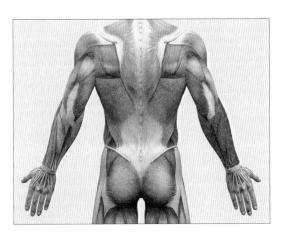

後臂肌群（紅色）**&肱骨外上髁**（黃色）

刮痧工具

* 日常保健款刮痧盤 • 無痛款刮痧盤（怕痛者專用）
* 專業刮痧油或塑身油

刮痧步驟

1. 被刮者呈躺姿，操作者在掌心朝下的手臂肌群、肱骨外上髁與手背，上一些刮痧油，亦可搭配塑身油使用。

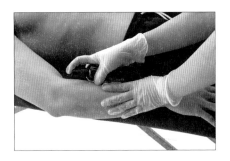

2. 手心朝下,刮痧時,從手臂伸直肌群處,由上往下順刮到手指。

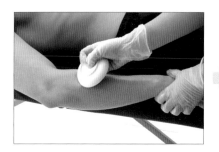 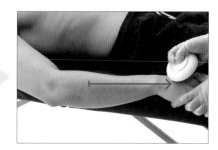

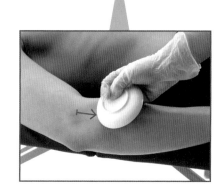

如果是伸直肌群的原點(圖中箭頭)特別疼痛,可在當事人的忍耐範圍內,在此點做加強,小範圍往下刮拭該處。

Point

① 手臂與手腕交接處的肌肉較小,刮的時候阻力感較大,應小心輕刮,被刮者會比較舒服。

② 手掌背側除了用刮痧盤,也可以用刮筋盤來做深度放鬆(如下圖),會增加抓握能力,有在做重訓者,建議可嘗試多刮,以增進運動表現。

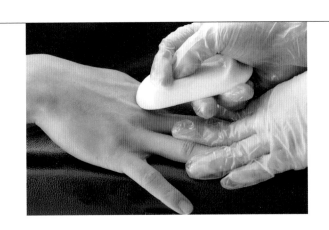

自|己|可|以|這|樣|刮

以指扣握式,由上往下順刮手臂的伸直肌群,即可放鬆。

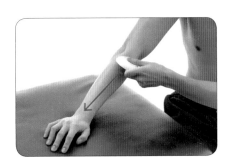

腕隧道症候群（電腦手）

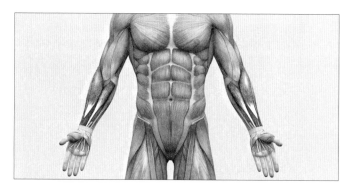

痛麻區

正中神經

手腕是正中神經通過的地方，很多人打電腦過久，前三指半（拇指、食指、中指，以及無名指的一半）痠麻，就是正中神經被壓迫，進而出現電腦手症狀。

刮痧部位

前臂肌群（紅色）**&手臂與手腕的交接處**（黃色）

刮痧工具
• 日常保健款刮痧盤 • 無痛款刮痧盤（怕痛者專用）
• 專業刮痧油或塑身油

刮痧步驟

1. 被刮者呈躺姿，操作者在前臂與手臂、手腕交接處，上一些刮痧油，亦可搭配塑身油使用。

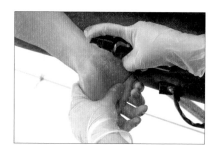

2. 以指扣握式，先輕輕順刮手臂肌群，方向由上往下，也可使用無痛款刮痧盤於肌肉處做來回的輕刷。若太痛，可改用拂或滑的手法。

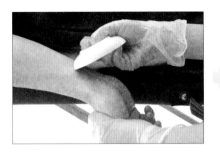 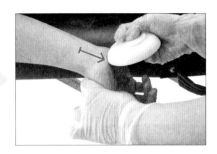

P☺int 此時如果發現皮膚紅得很不均勻，是常見現象，因為四肢末梢血液循環本身就較差，**如果冬天會「雙手冰冷」可多刮幾下，刮到微紅或微熱即可。**

3. 刮手腕交接處時，可讓手腕放置床緣，使其做出手腕往上翹的動作，之後針對腕隧道處，以掌面夾握式拿法來回刮做加強。

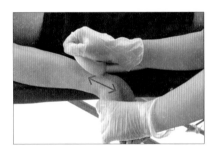

P☺int

此處由於有許多肌腱附著，因此好發血痧，刮起來像是被割到的感覺，若太疼痛則建議分批處理，每次刮一點，刮到微紅即可，每天都可刮。

自|己|可|以|這|樣|刮

自己刮時，除了可用指扣握式，由上往下順刮手腕（圖Ⓐ），也可以掌面夾握式，順刮掌心及指節（圖Ⓑ、Ⓒ）。

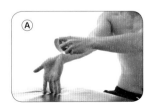 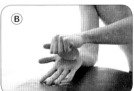 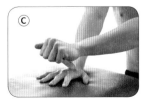

是一種慢性肌腱炎，因長期使用手腕或大拇指所致，如擠奶、炒菜、切菜及抱小孩等，由於常發生在媽媽身上，故而得名。但其實長時間使用滑鼠、滑鼠太小不好施力或常手持重物等，也容易出現此症。

刮痧部位

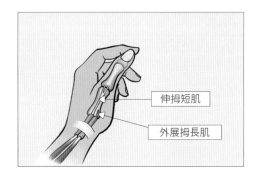

伸拇短肌&外展拇長肌

刮痧工具　• 日常保健款刮痧盤 • 無痛款刮痧盤（怕痛者專用）
　　　　• 專業刮痧油或塑身油

刮痧步驟

1. 在大拇指及上方手臂，上一些刮痧油，亦可搭配塑身油使用。

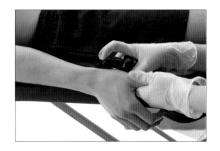

2. 以指扣握式，先針對手臂外側的外展拇長肌進行刮拭，由上往下刮。此處靠近骨頭，刮起來有顆粒感，屬於骨突處刮痧常態，疼痛感會較明顯，請輕刮到皮膚微紅即可。

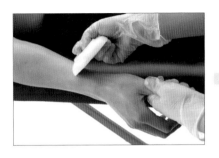

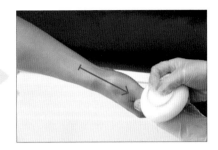

3. 再來可針對手腕與拇指進行刮拭，可將拇指往下彎曲以拉長目標肌肉，強化刮痧效果，刮痧方向一樣由上往下，如圖上箭號。

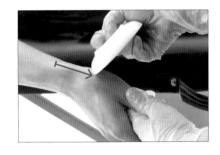

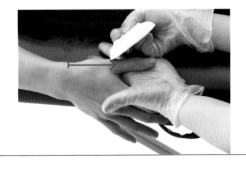

P⊙int

刮痧時，可一路往下刮至大拇指的指節。若運動打球時手指挫傷（俗稱吃蘿蔔），也可用此方式舒緩，促進關節修復。

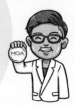

7

刮除你的不舒服 膝關節

對應症狀 ☺ 韌帶拉傷 ☺ 髕骨股骨疼痛症候群＆跳躍膝＆跑者膝
☺ 退化性關節炎

對｜症
刮｜痧

7A

韌帶拉傷

膝關節的韌帶分為前、後十字韌帶及內、外側副韌帶，由於膝關節周圍的血液循環本身較差，只有四條小分支血流供應，因此可透過刮痧以引導更多血流前來修復。其中，前、後十字韌帶由於較為深層，因此只能透過頁195的7C刮法，間接增加血液循環、促進修復；而膝蓋內、外側副韌帶則比較能直接刮到患處，放鬆效果較好。針對膝關節，除了透過刮痧舒緩不適外，也建議要搭配相關的復健動作，才能讓肌肉變有力，而分散掉重力與反作用力造成的關節壓力。

刮｜痧
部｜位

內、外側副韌帶

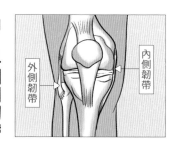

外側韌帶　內側韌帶

刮｜痧
工｜具

• 日常保健款刮痧盤
• 無痛款刮痧盤（怕痛者專用）
• 專業刮痧油或塑身油

刮｜痧｜步｜驟

1. 被刮者呈躺姿，操作者在膝蓋兩旁上一些刮痧油，亦可搭配塑身油使用。

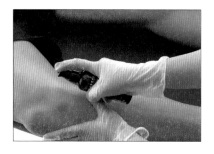

人類是兩足動物，膝關節承接了許多來自地表的反作用力，一旦用久或用錯方式，都可能造成軟骨的磨損，引發退化和發炎。膝關節容易疼痛者，除了減重，降低反作用力、加強肌力訓練，以便分散關節壓力外，也可以透過刮痧減輕不適與保養，使膝關節平時就能擁有良好的血液循環，促進修復。此外，本篇 7A 至 7C 的刮法，除了幫他人刮，亦可自己刮，只要坐在床上，搭配掌面夾握式或內扣握式拿法，就能自我舒緩。

2. 採掌面夾握式拿法，以輕刷的方式，上下刮拭內、外側韌帶，如圖上箭號，力道以對方能接受的疼痛感為主。

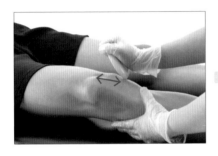 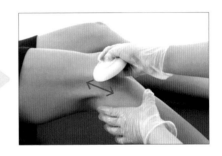

P☺int
膝蓋的擺位可隨當事人受傷組織的阻力，及操作者的方便性，決定膝蓋要彎曲或伸直；整體來說，**以雙方都舒服放鬆的狀態，且不能太痛為原則。**

自 己 可 以 這 樣 刮

呈坐姿，膝蓋彎曲，腳踩
於床上，以掌面式拿法，
上下輕刮內外側韌帶。

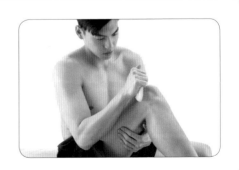

籃球、羽球、馬拉松等會重度使用膝蓋的運動項目，當事人常會在髕骨周圍出現疼痛狀況。若痛在髕骨下肌腱處，則稱「跳躍膝」，好發在籃球、排球等需不斷重複向上跳躍的運動上；若痛在外側，則有可能是髂脛束太緊繃，造成「跑者膝」或外側韌帶拉傷；若痛在內側，則有可能是內側韌帶拉傷，或是因為當事人大腿太過內轉，如X型腿過於明顯，而造成內側鵝掌肌群過於拉長，產生發炎疼痛。針對廣泛痛在髕骨周圍的疼痛，醫學上給予「髕骨股骨疼痛症候群」的疾病診斷，這部分都可透過刮拭股四頭肌及其周圍軟組織，以舒緩不適，促進修復。

刮痧部位

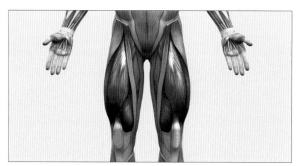

股四頭肌&髕骨及其周圍軟組織（粉色）

刮痧工具
・傳承款刮痧盤 ・日常保健款刮痧盤
・無痛款刮痧盤（怕痛者專用）・專業刮痧油或塑身油

刮痧步驟

1. 被刮者呈平躺姿勢，操作者在股四頭肌、髕骨與膝關節周圍上一些刮痧油，建議使用傳承款刮股四頭肌肌肉本體，日常保健款則可刮髕骨周圍（怕痛者可改用無痛款），亦可搭配塑身油使用。

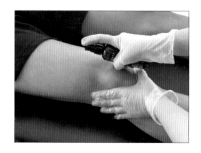

2. 由上往下順刮股四頭肌，如圖上箭
號。由於股四頭肌較大、長且厚，因
此可以多刮幾下，刮至皮膚微紅或微
熱即可。下肢血液循環本來就較差，
切記「勿強刮出痧」，通常只要一點
點出痧，就有可能在隔天變成超大片
瘀青，尤其刮「女性」更要輕柔，以
免不好退痧而造成沉痧。

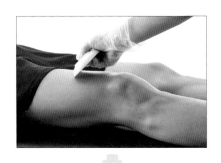

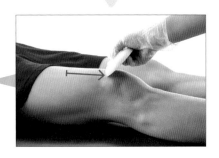

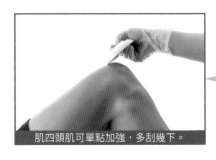

肌四頭肌可單點加強，多刮幾下。

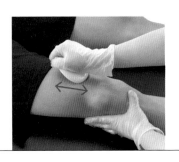

P☺int

刮痧時，如果有感受到較大的單點阻力
感，有可能是受傷的傷疤組織或是緊繃的
激痛點形成（俗稱氣結），此時可採掌面
式拿法，上下輕刷至感受面該點的阻力變
較小即可，切勿追求刮到完全變軟，非常
有可能會太痛或在事後出痧太多。

3. 若痛在髕骨周圍，不論是跑者膝或跳躍膝等，都可在髕骨周圍，沿著骨頭
邊緣，用輕刷的方式放鬆髕骨周圍的軟組織。此時也可搭配想要刮的點，
讓膝蓋呈彎曲或伸直，以方便操作者刮痧。

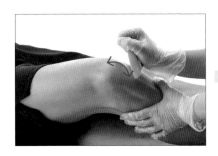

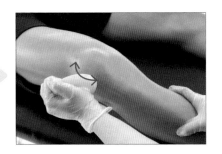

髕骨痛、久跪，要刮這裡！

如果是髕骨本身疼痛，則可以單刮髕骨。呈坐姿，膝蓋彎曲，腳底穩定踩在床上，手採掌面夾握式拿法握緊刮痧盤，以髕骨為中心，由上下左右往髕骨中心點刮，如圖上箭號。經常拜拜久跪者，也可自行透過此刮法，可刮出藏在骨膜間的結晶痧，雖然骨頭刮起來的聲音聽起來很可怕，但此處的痧容易退掉，不需過於擔心。

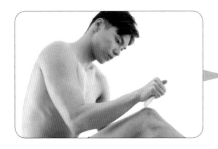
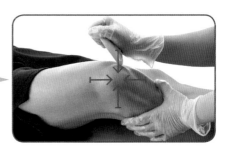

卉君老師小叮嚀

1 腳相對難刮，普遍來說下肢血液循環都不好，不容易刮紅，所以不見得要刮出紅色，只要覺得肌肉刮起來有比先前軟一點即可。請千萬不要刮太大力，下肢的傷害只要一出痧都較為嚴重，一旦力道控制不當，容易造成內心不必要的情緒壓力。

2 刮完下肢後，可建議被刮者平躺休息10至15分鐘，之後再站立，以避免一站立後血流因重力大量往下衝，造成大腿過於腫脹或出現大面積瘀青。

3 刮完後若擔心不好退痧，可在洗完澡後塗抹塑身油，此為隱藏版的揉痧油，可促進退痧。

7C 退化性關節炎

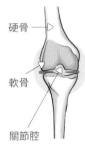
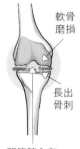

正常關節　退化性關節炎

硬骨

軟骨

關節腔

軟骨磨損

長出骨刺

關節腔內有骨剝落碎片

膝蓋的骨頭與骨頭之間有一層軟骨，是用來增加骨頭間接觸的截面積，以分散關節壓力，是造物者的奧妙之處。當長時間過度使用或姿勢不良，都有可能導致軟骨磨損，並隨著時間累積，引起關節退化和發炎。針對膝關節的退化，減重及加強肌力訓練，皆可減緩膝關節磨損；刮痧則能促進此處的血液循環，提升修復能力。我們會刮拭膝後窩，即主要提供膝關節養分的膕動脈，以進行周圍組織的放鬆。

刮痧部位

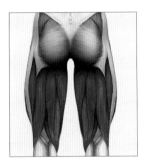

屈膝肌群

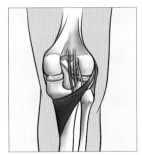

膕肌

刮痧工具

- 日常保健款刮痧盤、無痛款刮痧盤（怕痛者專用）
- 專業刮痧油或塑身油

刮痧步驟

1. 被刮者呈趴姿，操作者在其後膝窩處上一些刮痧油，亦可搭配塑身油使用。

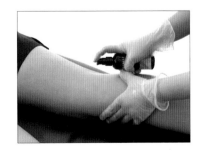

2. 以指扣握式拿法握住刮痧盤，用順、刷或挖的方式來回輕刮，如圖上箭號，可減少腘肌緊繃造成的張力，以減少腘動脈被肌肉加壓而影響對膝蓋的血流供應。

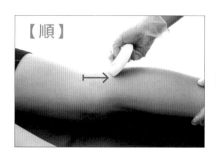

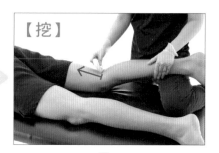

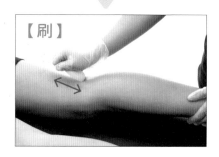

自|己|可|以|這|樣|刮

雙手以內扣握式拿刮痧盤，輕刮正後膝窩以放鬆該部位。

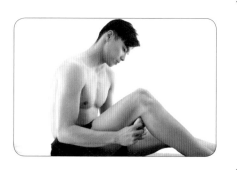

過度膝伸直或久站者，
可這樣刮！

若膝後窩表皮張力太高，導致膝蓋伸直時，從後側看起來呈現鼓起狀，透過刮痧盤很難深入放鬆，常見於站立時會過度膝伸直或需要久站的人。此時，可以拿枕頭或其他物品來墊高小腿，讓膝蓋呈微彎來刮痧，即可放掉表皮的張力，對膕肌的放鬆效果較好。

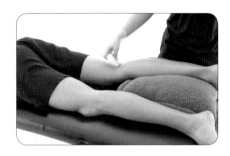

卉君老師小叮嚀

1 典型的退化性關節炎通常會在早上起床時膝蓋較僵硬，稍微動一下之後才會比較舒服。藉由睡前刮痧，使用不需洗掉的塑身油，刮完後再用毛巾輕鬆包覆，使膝蓋在睡覺時維持較溫暖的狀態，可減少起床時的僵硬和疼痛感。

2 若已置換過人工膝關節者，也可以透過上述刮痧手法維持局部血液循環，在術後傷口修復完畢，約2至3個月之後，若醫囑無特別提醒，即可開始刮痧，若有任何疑問，也可先請教醫師後再進行。

刮除你的不舒服
踝關節

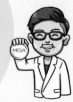

對應症狀 ☺ 小腿拉傷＆足底筋膜炎 ☺ 腳踝扭傷

對症刮痧

8A

小腿拉傷＆足底筋膜炎

小腿後側的肌群，主要包含外層的腓腸肌與內層的比目魚肌，兩條肌肉會在腳後跟處融合成為質地較為僵硬的阿基里斯腱，並附著在跟骨上。足底筋膜炎雖從字面上來看是痛在足底，但大多數的足底筋膜張力深受阿基里斯腱影響，因此可藉由刮痧放鬆小腿後肌群，同步舒緩足底筋膜炎帶來的不適。

刮痧部位

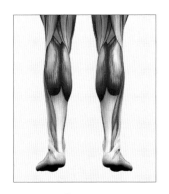

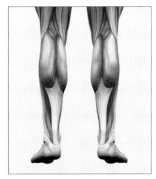

腓腸肌　　　　　**比目魚肌（紅色）＆**
　　　　　　　　　阿基里斯腱（黃色）

刮痧工具

- 傳承款刮痧盤（腿型較大者）・日常保健款刮痧盤（腿型較小者）
- 無痛款刮痧盤（怕痛者）・專業刮痧油或塑身油

踝關節是我們行走時，第一個與地面接觸的部位，承接了來自上半身的所有重量與來自地面的反作用力。萬一走路不小心拐到、跑步時拉傷小腿，或是經常運動，且需要良好踝關節活動度，以避免膝關節代償者，即可經由本篇的刮痧手法，保健踝關節。

刮｜痧｜步｜驟

1. 被刮者呈趴姿，操作者在腓腸肌、比目魚肌及阿基里斯腱上一些刮痧油，亦可選用無痛款刮痧盤，搭配塑身油一起使用，最安全無痛。

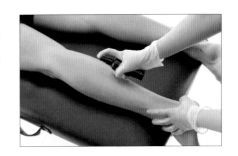

2. 操作者持刮痧盤，以指扣握式拿法，由上往下順刮腿後肌群；亦可用掌面式拿法，針對較緊繃或拉傷處上下輕刷，如下方右圖，刮至皮膚微紅、微熱或緊繃處較軟時，即可停止。切記勿刮太深，以免出痧太多，導致容易沉痧。

指扣握式順刮

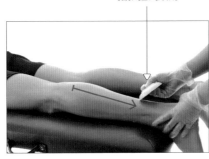
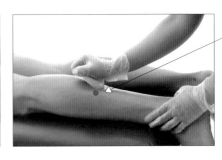

緊繃處可單點
上下輕刷加強

3. 針對阿基里斯腱處，可請被刮者將腳掌垂出床緣，操作者用大腿抵住其腳底，使其腳踝呈90度背屈動作，此時用日常保健款或無痛款刮痧盤，由上至下順刮至後腳跟即可。雖刮起來會較為刺激，但應是可忍受的範圍內，透過這樣的刮拭，有助於促進阿基里斯腱的血液循環，進行修復。

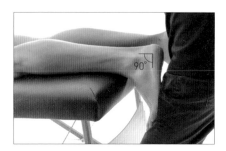
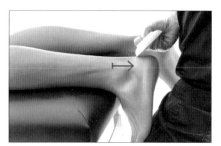

進|階|刮|法

腳踝腫脹時，要這樣刮！

腳踝內外髁後方是供應踝關節養分的動靜脈，如果是腳踝容易腫脹者，建議使用刮筋盤，採掌面夾握式，由下往上逆刮內外側腳踝，如圖上箭號，藉此把組織液推回到比目魚肌和腓腸肌的位置，組織液較能透過肌肉的抽送（pump），代謝多餘水分，刮完之後腳踝的曲線也會較緊實。

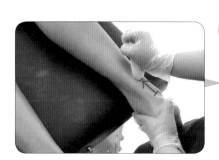
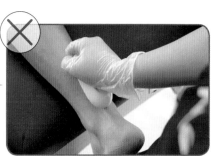

P☺int
不可直接刮在阿基里斯腱上

你也可以手持日常保健款刮痧盤或刮筋盤，上下輕刮小腿（左圖），或由下往上輕刮腳踝（右圖）來舒緩症狀。

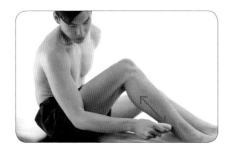

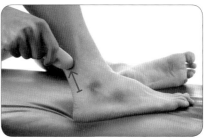

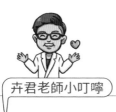

卉君老師小叮嚀

為什麼現代人容易下半身水腫？

　　就目前大家的工作狀況來說，久坐打電腦的上班族還是最常見的動作型態，而在久坐之下，容易彎腰駝背、腰部沒有平貼椅背獲得支撐，再加上肚子因重力往下壓，剛好會使腹股溝韌帶（俗稱骱邊）的血液循環容易產生壓迫，導致大腿腫脹；而在椅面較高的情況下，也會容易造成大腿後側的壓迫，導致屁股肉外擴，形成俗稱的「馬鞍肉」。

　　當有水腫困擾時，可依據左頁腳踝腫脹的刮法，先將組織液引導回心臟方向，並注意平常的坐姿擺位要呈現90度角，使血管暢通。若有時間運動，深蹲及慢跑或我個人很推薦的大步走運動，都能有效透過肌肉的收縮，促進下半身的血液回流。

大步走運動

腳踝扭傷

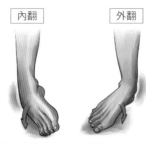

內翻　外翻

損傷外側韌帶　損傷內側韌帶

腳踝扭傷可分為內翻與外翻，而內翻是較外翻更為常見的扭傷機制。此時，最常會拉傷的韌帶為前距腓韌帶（Anterior talofibular ligament，簡稱ATFL）。若為輕度的腳踝扭傷，可透過以下刮痧手法，增加韌帶的血液循環，促進修復。

刮痧部位 | 踝關節各韌帶

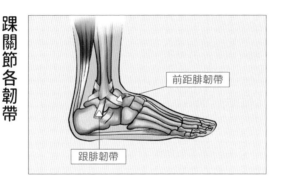

前距腓韌帶

跟腓韌帶

刮痧工具
- 刮筋盤
- 專業刮痧油或塑身油

刮痧步驟

1. 被刮者呈躺姿，膝蓋微彎，使腳掌平貼床面，請勿讓腳垂放，以避免因重力而造成血液往下衝，導致腳踝更加腫脹。在要刮痧的腳踝韌帶處上一些刮痧油，亦可搭配塑身油使用。

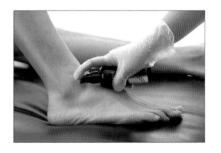

【三角韌帶】

2. 針對外翻導致的內側三角韌帶拉傷，可手持刮筋盤，來回在三角韌帶處左右刮拭，與韌帶呈垂直方向，若有阻力感較大的地方，可在該方向多刮幾下。

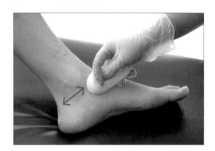

3. 針對內翻導致的外側前距腓韌帶及跟腓韌帶拉傷，可手持刮筋盤，來回刮拭該韌帶處，與韌帶呈垂直方向，一樣可在阻力感較大的地方，適時多刮幾下。

【外側前距腓韌帶】

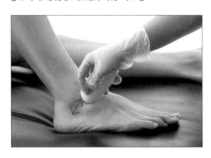

【跟腓韌帶】

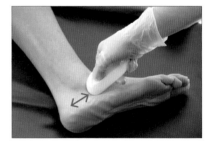

P☺int

韌帶的血液循環較差，透過刮痧可增加血流供應，以促進韌帶的修復，扭傷會比較快好。

如果是嚴重扭傷，腓骨骨膜容易受傷，此時可請被刮者平躺，一樣腳踩床面，操作者使用日常保健刮痧盤，上油後，由上往下輕刮該部位腓骨，刮至皮膚微紅或微熱即可。此

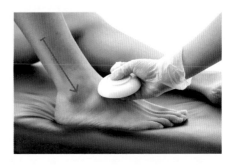

刮痧方式會讓當事人的感受較刺激，但不會過於疼痛，過程中請以對方可接受之力道來刮。

自 己 可 以 這 樣 刮

如果是刮外側前距腓韌帶，可以指扣握式拿法，持刮筋盤上下刮拭（左圖），若是跟腓韌帶，則改成左右刮拭（右圖）即可。

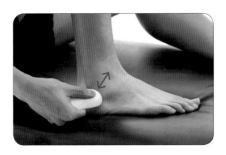
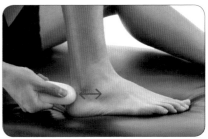

5

刮痧後的注意事項——
退痧及揉痧的介紹

　　了解刮痧的部位及方式後，就如同我們前文所說的，刮痧後的退痧過程也不可馬虎，本篇整理刮痧後的三大注意事項及正確退痧方式，請大家務必要留意，若退痧退不好，等同於白刮，不可不慎。

① 平躺休息10至15分鐘

　　對於刮痧背後機制探討的第一篇研究，為Nielsen學者等人在2007年所做的實驗，主要的探討內容是針對11位健康的受試者，利用雷射都普勒儀器量測刮痧前後，對皮膚及皮下組織的微循環會產生什麼樣的生理變化。結果發現，在刮痧完後的第7.5分鐘，相較於刮痧前微循環增加有4倍之多，而整個實驗的過程中，刮痧後血流立即增加並持續至少到第25分鐘，都具有微循環的顯著增加。

　　簡單來說，刮痧後的血流衝高是修復的關鍵，因此刮完後，我建議可平躺10至15分鐘，目的是讓血流能在身體肌肉張力較小的情況下，更暢

通的被運送到患處，以促進組織修復得更好；倘若是坐起來或站著，研究證實肌肉張力會比平躺時更高，修復能力可能就沒有平躺時來得好，因此強烈建議刮完之後一定要平躺休息10至15分鐘。

② 注意保暖、補充水分

刮痧最怕著涼，尤其是頭頸部，所以刮完離開室內時，最好戴上口罩、外套與帽子，並可多喝溫熱水以補充身體因剛剛刮痧而大量代謝的水分。天冷時，如果刮完肩頸後當下吹到風，就會造成「當天的頭痛」，類似「頭風」，此時可以藉由洗澡時大量用熱水多沖頭頸部，並在洗完澡後立刻蓋上溫暖的棉被，早點休息，隔日即可好轉。

刮完肩頸後，若當天沒事，也已注意保暖，但隔天睡醒後仍感受到頭痛，則有可能為「好轉反應」。我的解讀是因為該局部在刮後突然開始大量充血，像是機器年久未用，在重新充電（充血）的過程中，身體會需要重新刷洗裡面的代謝廢物，所以有些人是隔天才會頭痛；但此反應不用過度緊張，好轉反應的頭痛通常只會痛一天而已，或是過中午就不太會頭痛，若真的很擔心，可透過量血壓來確認是否為心血管問題，或是諮詢相關醫療人員。

③ 刮完後要洗澡

我鼓勵大家刮痧完後要洗澡，坊間有些說法是刮痧完至少30分鐘不能洗澡；原因是怕毛細孔打開、有水就有濕氣進入，但其實我們每次洗熱

水澡，毛細孔也都會打開，因此這樣的說法有待商榷。再者，現代已不像古時候需要等燒熱水，且各國的自來水系統也都有殺菌作用，因此在科技的進步下，刮完後大家都能有消毒過且恆溫的水流，可以好好沖洗身上刮出來的汗垢，如此一來，較不會造成皮膚過敏，或再次讓刮出的黏稠髒物，重新被毛孔吸收回身體中。

如何正確退痧？揉痧是重點

由於「痧」是一種傷，藉由刮的動作使其浮出之後，才能讓這些傷重新進入人體的修復三階段：發炎期、組織增生期、組織重塑期，而是否有修復完全，關鍵在於是否有好好「退痧」。因此我常說：「出痧需要身體有充足的血流，但能否好好退痧，才是你身體的真本事，退痧過程更能看出身體的本質。」

一般而言，退痧時間的快慢和血流有關，而血流順暢與否牽涉到自身的代謝能力。平時我們就應該努力於提高代謝力，像是：多喝水、睡眠充足、多運動以增加肌肉量，並且定時排便和排尿，維持身體有進有出的暢通循環。

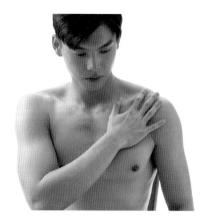

圖4-5　揉痧時，力道不可太大，請以掌心將痧慢慢揉紅即可。

　　通常刮完之後，隔天若出現較明顯的表皮痠痛，大多與刮後沒有按摩有關；如果是痧圖顏色和其他人的退痧相比，顏色偏深，大多是沒有熱敷的關係，揉痧中的熱敷與按摩缺一不可，還請多加注意。

　　刮痧完的當下，由於充血量較高的關係，所以痧會比較鮮紅，但隨著時間沉澱，痧會慢慢變黑，這時就要透過「揉痧」來讓身體好好退痧。揉痧指的是「熱敷」與「按摩」；熱敷指的就是洗澡時多沖熱水，也可以刮完就直接泡熱水澡，痧會退得更好；按摩主要是指在洗澡時，順便多搓揉幾下刮痧的部位，但力道不宜太大，避免肌肉過度用力而導致沉痧，只要將暗暗的痧揉紅即可，才能讓痧退完全。

　　若家裡有電熱毯、熱水袋、烤燈或暖暖包等，也都可以拿來熱敷，甚至使用低強度的吹風機直接局部吹熱也可以，熱敷的溫度只要控制在比自己表皮溫度稍高一點就好，並不需要為了快而忍耐，反而容易造成燙傷。

圖4-6　也可以使用現成的熱水袋，熱敷在刮完痧的部位。

一般脊椎在7天內會退痧，若超過14天則要留意

原則上，大部分的人在刮完脊椎後會在7天內退痧，上下肢則是14天內會退，如果超過上述天數，身上仍有大片面積的痧，一來有可能只是皮膚的顏色殘留，二來則可能是痧沒有退好。為什麼痧會沒有退好呢？除了最可能是沒做好熱敷和按摩外，也有以下兩個原因：

① **姿勢擺位不正確，局部過度用力**：由於退痧過程需要良好的血液循環幫助，若在刮痧完後久站久坐，使某個部位長期處在血管拗折狀態，比如刮完後在日常行動中還是常彎腰，就會容易導致痧退不好；或者腰部沒有確實靠在椅背上，坐姿不正確，使腰部一直處在用力的狀態，如此一來，在血流不足的情況下，腰部的痧自然退不好。

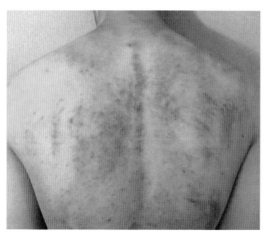

圖4-7　退痧時，身上會出現像是瘀青般的顏色，通常7至14天內會退光。

② **本身代謝能力較差**：隨著年紀增長，人體的代謝能力也會減緩，若遲遲無法退痧，建議可前往醫院檢查。此外，老人家的退痧速度會比一般人慢，因此更該確實做好「按摩」和「熱敷」。

當退痧退不好，可能要審視下次刮痧的力道與策略，是否要做調整，以避免身體無法順利代謝。但還是建議讀者要回歸身體根本，正視出痧的原因，積極改善體質與生活習慣。痧只是讓我們可以肉眼看到身體的問題與需求，是過往「累積的傷害」，但造成這些痧形成的源頭，還是來自於當下正在進行中的生活方式或個人情緒，唯有解決問題的根源，才能真正預防傷害。

這次刮完後，間隔多久可以再刮痧？

　　其實痧退完之後就可以再刮，一般會建議1至2週後再刮。如果被刮者一開始身體病症較為嚴重，可以在1週退痧後就再刮；而如果身體已經進入相對穩定的狀態，則可2至3週刮一次，當成例行保養即可。

　　主要是因為刮完痧，血液循環暢通後，身體重啟運轉會需要時間，因此刮完之後會需要一點時間觀察身體後續反應。我常說刮痧是「後勢看漲」，通常刮完後，身體狀況應會越調越好才是，若沒有，可能是身體發出的警訊，不妨至醫院好好檢查。

孩童、孕婦、長者，
可以刮痧嗎？

很多人常問我，孩童、孕婦、長者可以刮痧嗎？答案是可以的。曾經有一位小學四年級的男生，被我發現肌肉緊繃、代謝不好，肌肉看起來一團一團的，而非很有彈性的狀態，這會影響到他後續的抽高，因此我當下就透過刮痧，讓他的肌肉不再那麼僵硬；也有愛跑跳玩耍的中暑孩童來刮痧，刮完後情況改善許多。此外，在小朋友感冒時刮痧也很不錯，且要盡可能多刮鼻子，避免鼻塞，以免容易發燒。

刮孩童要特別注意的是不要太大力、讓對方覺得太過疼痛，以免往後對刮痧有陰影。如果孩童怕痛或怕癢，大人可以牽著他的手，讓他拿著刮痧盤幫自己輕刮。

胎況穩定的孕婦，才能刮痧

孕婦到底可不可以刮痧？答案也是肯定的，但重點是懷孕時間與胎況是否穩定。

孕婦經常有下肢水腫、肩頸痠痛或孕吐的狀況，這類問題我都刮過，且成效也都很好，只是孕婦在刮腳時要注意肚子會不會太大而無法平躺，若無法會建議側躺，較為安全；另外，

在幫孕婦用刮痧放鬆肩頸時，依中醫觀點，肩頸部有肩井穴，過度刺激可能引發宮縮，所以刮的時候不要用力下壓肩頸部，只需輕輕滑過，皮膚微紅即可，盡可能不要讓孕婦刮出痧。

一般孕婦刮痧，我都建議最好是懷胎滿三個月，胎況穩定再刮會比較安全；刮孕婦時，也需隨時注意對方的姿勢擺位，不要讓她不舒服即可。

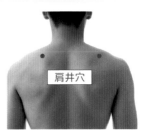

肩井穴

幫長者刮痧和孩童相似，輕刮、力道不宜過大

至於為長者刮痧，其實與刮孩童有異曲同工之妙，都是盡可能小力一點，刮至皮膚微紅就好。長者的潛在風險是，你不知道他是否有重大隱藏性疾病；畢竟長者過去為了家庭與生活，認真努力打拚，可能已患有疾病，但礙於工作忙碌、生活壓力，沒有去檢查或接受相關治療；再加上長者容易有肌肉不足、血流不夠、營養不均及貧血等問題，若沒有控制好力道，出痧太多，有可能會刮出他過去幾十年來所積累的傷害，但長輩身體可能無法在短時間內負荷這麼大量的出痧，就會容易導致頭暈或刮完便累到很難起床的狀況。因此建議操作者要緩而慢且柔的刮，不但安全也比較能真的幫助到長輩。

整體來說，孩童、孕婦、長者都是可以刮痧的，只是要注意，刮的時候應輕刮、不要過度使力，如果有疑慮，刮到皮膚微紅即可。

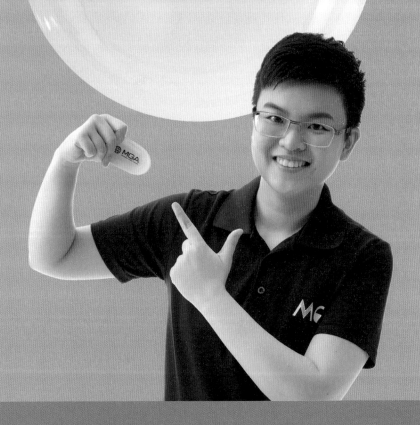

[第 5 章]

關於刮痧的問題，
一次解答！

看完前四章的內容後，你是否還有些疑問呢？本章統整了我們在實務上最常被詢問的問題，提供大家參考。

Q1 痧的顏色越深，代表越排毒？

A 痧不是毒而是「傷」，
顏色深淺則和傷害程度與多久前受傷有關。

「痧」只是被耗盡的紅血球細胞；比較是像正常身體修復、新陳代謝中應被排出，但因生活習慣或體質等後天因素，尚未被順利代謝掉的細胞。

痧的顏色越深，就如同我們在第一章談的，只是代表這個傷害比較深，以及存在比較久（舊傷），所以它的紅血球含氧量比較低，顏色看起來就會比較深。此外，若使用接觸面積太大的刮痧工具，產生的壓力就會不足，導致在刮的過程中會需要非常大力的操作，並不斷在摩擦表皮，而沒有正確施壓到筋膜或肌理等真正受傷的組織中，讓真正身體受的傷透過痧而浮出。一直摩擦表皮的結果，就是容易造成纖維化、角質化和暗沉，如此一來，想要多黑的痧都可以，只要「用力刮」即可，但是這樣的痧不具有鑑別的意義，只是操作者透過蠻力創造出來的傷，就會很容易造成當事人成為麻木無感的「石頭人」。

整體來說，在我的養身保健思維中，我認為身體的「暢通循環」至關重要。由於身體本身就具有修復能力，只是被生活壓力與不良習慣等破壞了平衡，進而使功能失調或失能；但透過刮痧，除了可以用痧來檢視自己之外，刮得出痧或有阻力且很痛，但卻出不了痧，都是提供我們自覺身體狀態的具體線索；在大自然中滾石不生苔，環境也需要保持通風及規律日曬，生命體

才不會容易生病或發霉。因此我相信，如果身體有良好且暢通的循環，那麼就能跟其好好相處、分工合作，完成大腦或靈魂的使命。

Q2 幫對方刮痧時，是否會吸收到病氣？

A 比起擔心病氣，更建議大家培養自救能力。

其實不只是刮痧，包括按摩或是跟一個人交談或交流，有時也會被對方的負能量或磁場影響。那些場景可能是你一看到對方，就覺得他好像很疲憊，然後講著講著，自己也開始打呵欠，像是某種磁場被影響的概念。

如果連不接觸身體都會受到影響時，我反而會建議大家不要因為過於害怕刮痧時會吸收到對方的病氣，而影響了你一開始想幫他刮痧的「助人」初心。你想刮痧是因為你在乎他，對方願意暴露身體讓你刮，是因為他信任你，這是一個很好的良性關係互動，而你幫助了他，就會形成一個「善緣」，當你累積足夠的善緣，擁有與人為善的思維，就會讓自己的人生進入善循環，這其實是很棒的事情。畢竟任何人都有可能會出現負能量，我們也會有想不開、放不下，需要他人幫忙的時候，因此重點不是擔心是否會吸到病氣，而是要衡量自身是否有足夠能力與能量以幫助對方。

因此，培養「自救」的能力，強健自己的身心靈，讓內外一致，擁有具彈性的成長思維，而非處處怨天尤人的固定思維，並定期透過刮痧保養與檢視身體的狀態及需求，自然不用太擔心上述狀況。

如果想知道身體或磁場的好壞，也可以透過下列幾個指標來判斷：

① **眼睛是否很濁**：尤其是眼白處，越濁代表狀態越不好，建議要好好刮肩頸（前胸、後背都要刮），並好好睡覺，關鍵在於是否休息充足。

② **眼睛是否有神**：通常磁場較紛亂或思緒比較不清晰的人，眼睛都會很無神且無法聚焦、有力，一樣建議要好好刮肩頸（前胸、後背都要刮）、鼻子及額頭，並好好睡覺，也建議做一些有氧運動，排出濁氣。

③ **皮膚狀況如何**：我們主要會看是否有痘痘、暗瘡、膚色是否暗沉或容易過敏等皮膚資訊，尤其是在胸椎或胸口，若容易長痘或是痘疤不容易好，且皮膚容易癢或過敏的人，通常都代表當下身心狀態不是太好，心情容易糾結，體力也較差。此時會建議先不要刮別人，好好讓自己放鬆休息，睡飽、吃好、身體養分有進有出，規律排便，讓別人也有機會幫助你，好好幫你刮痧調理，即能讓身體處在比較好的狀態。

④ **是否難入睡或易做夢**：包括身體很累卻無法入睡，不斷翻來覆去，內心很躁動等，都是你應該要先被好好刮痧放鬆的徵兆，唯有好的睡眠，身體才會健康，心情才會平穩。如果是易做夢，通常都跟思緒較紛亂，容易受到他人影響有關，建議可以做一點重訓，提高肌肉含量，說話有底氣時，也比較不會受到他人的影響，降低外在不重要雜訊的干擾。

⑤ **情緒是否容易有起伏**：不論是易怒或容易莫名感到悲傷，常無法思考或提不起勁做事等等，都代表自身能量有些不足，容易受外界影響，很難找到自己內在的平靜定位；此時都建議先被好好刮痧放鬆，並搭配良好的生活作息，才能重拾自身的元氣。或是，也建議到安全的戶外走走，因為通常這樣的狀態都跟當下深陷死胡同有關，因此刻意安排開闊眼界的行程，反而能找到真正屬於自己的道路。

Q3 為什麼有些人在刮痧後，皮膚會發癢？

A 如果是刮後不久癢，表示血液循環不佳；
如果是隔天才癢，可能是刮完之後沒洗澡。

在討論為什麼會癢之前，一定要先排除對刮痧油是否會有過敏反應；可先塗少量油於手腕內側局部皮膚，進行過敏性試驗，刮痧油相當溫和中性，鮮少遇到會有過敏反應的人，但仍可先測試，加以排除。排除過敏反應之後，若還是會癢，常見情況分為四種：

① **刮完後開始癢**：這類型的人大多與局部血液循環不良有關，因此在開始大量充血後，由於太久沒暢通的微小血管突然快速衝進大量紅血球，就會有些癢的感受出現，這樣的反應與有些人太久沒運動，突然跑一小段路後，雙腳也會有點癢的反應類似，可以自己多搓揉，讓皮下組織適應充血的感受後，就比較不會癢了。

② **當下不癢，而是發生在隔天**：這部分就會跟在使用完專業刮痧油，刮完後「是否有趕快洗澡」有關，目前遇到的隔天癢，大多是刮後沒洗澡，其中有一位還特別解釋是第一次幫家人刮痧，家人沒有癢，因此排除是對油產生過敏；但第二次家人是在洗完澡後才刮痧，原以為剛洗完澡，身體不會太髒，而且只是輕輕順刮腰部，刮完就直接去睡覺，可沒想到隔天靠近尾椎處就長小疹子，學員還特地私訊我們，告知刮完後真的要洗澡。因為在刮痧時，真的太容易刮出被皮膚代謝的老廢物質；另外，我們也曾遇過個案刮完後繼續工作，但由於工作的地方粉塵較多，因此

後來也出現小疹子，這部分都是在提醒我們刮完後，洗澡絕對是利大於弊，積在皮膚的髒汙或是空氣的雜質，都容易造成皮膚的再次吸收，產生小疹子進而發癢，因此請大家一定要在刮完洗熱水澡，好好休息。

③ **癢發生在隔天久坐或久站之後**：這類型比較特別，也就是當天沒有癢，隔天起床也沒有癢，而在長時間維持某一個姿勢之後，有痧的地方突然會癢。這類型的癢透露出一個潛藏的訊息，即局部的血液循環太差。這部分跟刮完後沒有好好退痧，或刮痧處再次被加壓、周邊血流不暢通有關，都會產生癢的反應，但這類型的癢普遍就沒有小疹子，反而是跟有刮且揉痧可能會比較痛的地方互相吻合，因為主要是跟傷比較深，無法在該次刮痧中一次全浮出來有關，因此更需要好好退痧。

④ **癢發生在曾經有過敏病史的人身上**：對方有可能是每年或曾在幾年前大過敏，有些人會透過服用抗組織胺的藥物來治療，但在我們看來，欠身體的總要還，之前會好，或許只是透過藥物壓下來，身體並沒有真的復原。因此在刮完後，由於身體會重新找到一個平衡，有些就是必須用過敏反應來排出老廢物質。其實也不用太擔心，通常這樣的癢並不會持續太久，而是發完就好；另外，此類型癢的位置也不一定跟刮痧部位有關，如有些人刮脊椎，但癢在腳，是跟內臟反射區或局部血流暢通度有關，都是非常珍貴的身體資訊，是一種身體的提醒機制，**可用常溫濕涼的水沖濕毛巾後敷於發癢處**，並避免沖熱水而加劇癢的不適感即可，不用太過擔憂。

　　透過刮痧，重啟身體修復機制後，容易出現許多真實反應，上述的類型①至③大多還是跟身體本質有關，建議讀者刮痧之後若出現癢或過敏等非常

態良好反應，一定要好好檢視身體想透露的訊息是什麼，不要習慣敷衍需求，而是平常就陸續處理，才能健康生活。

Q4 皮膚容易過敏的人，適合刮痧嗎？

A 可以，但要先刮脊椎，
再刮周圍容易過敏的局部表皮。

在西醫中，過敏問題和肝臟有關，因為它負責解毒，如果吃進什麼不好的食物，就會產生皮膚過敏。另外，根據中醫的說法，過敏等皮膚相關問題則和肺部有關，因為「肺主皮毛」，所謂的皮毛就是皮膚；肺部是負責運送養分給皮膚的部位，若肺功能不佳或經常遭受空汙影響，就可能會直接導致皮膚過敏和各種皮膚問題。

在我們的刮痧經驗中，確實有發現一些個案如果他的工作環境（比如是鐵工廠，經常會聞到鐵鏽味）或居住環境的空汙問題較嚴重，通常皮膚問題也會比較多，像是常起疹子，因為空氣中的有害物質會一直從表皮被吸收進體內。面對這樣的皮膚狀態一樣可以刮痧，但誠如前述，刮完後還是必須先去除環境中的汙染源，方能真正治本。

至於刮痧的位置，我們會先刮脊椎，再刮對方覺得比較癢的部位，一樣是見紅痧就收。記得，當有過敏問題時，一定要先刮脊椎，若先刮容易過敏的局部，有可能導致皮膚更癢、更不舒服。誠如 Q3 的回答中有提到的，如果是過敏的發癢，多半是因為該處血液循環代謝不佳，因此，先刮脊椎可以

先調整好血液循環的狀態，引導血流至表皮這些血流不足的發癢過敏處，這樣在刮痧過程中就能降低過敏反應。

Q5 定期服用藥物的人，可以刮痧嗎？

A 若需要服用藥物，建議刮痧前先諮詢主治醫師的意見。

基本上，刮痧並沒有為身體帶來什麼「額外」的東西。「痧」是紅血球，是本來就存在於人體內的細胞，刮痧只是一個充血反應，讓「痧」浮出來，進而加速血液循環，提升人體的修復與免疫能力。因此，原則上與多數藥物的作用是不會相斥或衝突的；但如果你正在服用的是自體免疫有關的藥物或是抗凝血劑，可能就另當別論了。

我們曾經遇過一位個案，他的心臟有裝支架，並定期服用抗凝血劑，為了放心，他刮痧前有先詢問醫師是否可以刮痧。因為抗凝血劑會影響血流狀況，而刮痧過程中又會有充血的情形，因此醫師建議他刮痧之前停藥 2 至 3 天即可。整體來說，我們都會建議有在定期服用藥物者，如有疑慮，刮痧前請先諮詢醫師的意見，再決定是否進行，才能刮得安心，效果也才會好。

Q6 壓力大可以刮痧嗎？要刮哪裡？

A 當然可以，請刮「前胸」和「後背」。

通常當我們感到壓力大時，會比較容易覺得沮喪或害怕，身體姿勢就會變得較駝背，而一旦駝背，就會導致呼吸變短、變淺；通氣不足下，血流的氧氣交換效能就會相對減少，使人容易感覺頭昏腦脹，這時就會進一步影響情緒，產生更多的絕望感，變成一種「壓力的身心惡性循環」。

在此，不妨請各位讀者先思考「為什麼會感到壓力」？100 個人面對相同的一件事情，這 100 個人當中，有些人會覺得十分輕鬆、有些人會覺得聽起來有點挑戰，但是可以試試看、有些人會感到有壓力，但覺得做了再說，也有人在還沒做之前就覺得世界要崩毀，壓力大到喘不過氣來。由此可見，事情本身並非壓力來源，而是「你覺得」這件事情如何：「你覺得」一定做不好這件事情、「你覺得」能力不足，自己必死無疑、「你覺得」事情之後一定會不如預期，大家一定都不願意幫自己等。

就事情來看，所有人都是從不會再到慢慢做、慢慢學，而逐漸精通做某件事情，好比我學刮痧也是如此。雖我們無法讓每個人都持有正向思考來看待任務及挑戰，因為這與過去的成長經驗有關，但我們可以透過刮痧，幫助對方在身體良好狀態下迎接每個任務，畢竟身心相連，身體的健康狀態會左右你的認知與判斷。因此，若身體健康，大腦與各器官就能獲得較充足的養分，讓內心得以有足夠能量、信心和體力去執行計畫；此時，即便過程中不順遂，無法自行解決時，也不會讓你過度懷疑自己的價值，進而想要放棄，

而是有動能去開口尋求他人的幫忙，進而學習到趨吉避凶的處世方法。

在實際刮痧的經驗中，**如果個案向我們反映感覺壓力大，但身體卻沒有特別不舒服的地方，這時我們一定會先刮「前胸」和「後背」**，因為這裡是心肺的反射區，能使呼吸順暢、心情平穩、體力也會比較好；一旦血流順暢後，心胸就會感覺開闊，做事情也能找到要領或吸引好磁場的貴人幫忙，進而妥善面對壓力，事半功倍。

Q7 臉部可以刮痧嗎？刮時也要塗油嗎？

A 可以，臉部刮痧一樣要上油，但刮完後要清洗乾淨。

臉部是身體的一部分，當然也可以刮痧。在實際的刮痧經驗中，有不少個案向我們反映，刮完臉後皮膚變得更緊緻，具有拉提的作用。由於刮臉時一樣要上油，因此建議素顏再刮，才不會刮得五顏六色，而在刮完之後，務必要將臉上的刮痧油洗淨。

另外，有些人或許會問「是否可以直接使用保養品代替刮痧油，兼顧保養」？我的建議是不要。因為在 MGA 系統中，刮痧是很物理性的，需要有足夠潤滑的油來輔助才行；而一般保養品的潤滑液或乳液大多設計成會被肌膚吸收，不會停留在表層，民眾大多不喜歡保養品塗起來無法被吸收的感覺，在缺少潤滑的情況下，刮痧時等於一直在摩擦表皮，反而會刮傷肌膚。因此在我們的刮痧系統中，切記不可塗抹保養品來刮痧，必須使用專門的刮痧油。當然，如果只是把刮痧作為一種簡易的按摩，想稍微刮拭，而不是追

求刮痧的效果，或許就可以合併保養品使用，**但我比較建議刮完後先洗臉再塗抹保養品，效果最好。**

此外，有些人可能會好奇，萬一臉部真的刮出痧，會不會退不掉呢？不會的，而且因為臉部肌膚比較細緻，布滿較多微血管，萬一出痧，通常 2 至 3 天就會退掉，不用太擔心會破相。就經驗來看，下列狀況較容易出痧，刮痧時可視情況調整力道，如：吃東西咬合太緊（嚼肌、顳顎關節）、長時間思考（太陽穴的位置）、經常皺眉（額頭），以及過敏鼻塞（鼻翼兩側），這些位置由於平常容易使用過度，常血流不順，都是容易刮出痧的部位。

Q8 做完醫美療程後，可以刮痧嗎？

A 可以，注射型醫美還可加速吸收與擴散，但若是醫美手術，則建議先諮詢主治醫師。

我們曾經有一個刮痧個案，他的腳踝定期要施打 PRP 增生治療。有一次剛好在打完，約 2 至 3 小時之後來刮痧，於是我們就幫他刮腳踝。後來他表示，之前打完腳都會痠痛一週，沒想到這次完全不會痠。之所以會如此，就是因為刮痧有助於提升代謝，促進血液循環，因此能引導施打進去的物質快速被擴散出去。

同理可證，注射型醫美，比如玻尿酸或肉毒，其本來的目的就是要讓施打處更好吸收，而刮痧作為一種引導行為，在充血之後能使被施打進去的物質擴散得更快、更均勻。事實上，我們有個案原本在打完下巴後需等待消

腫，但一樣剛好要來刮痧，輕刮後不但消腫速度變快，甚至下巴看起來還變得更尖。

至於刮痧方法，由於此時的刮痧不是追求出痧，而是引導舒緩，所以不要過度刮或太用力，順順帶過就好。如果是雷射或手術型的醫美，就不建議馬上刮痧，因為無論是雷射或手術，完成後組織都會有些正常流程的破壞，需先等待組織修復。建議手術後若想搭配刮痧，可先諮詢主治醫師再決定。

Q9 運氣不好時，可以刮痧嗎？

A 可以，透過刮額頭，能讓思緒變清晰，運氣自然好。

這是一個很有趣的問題。說到底在我看來，所謂的開運或運氣好，其實就是讓你的思路變清晰。

為什麼會覺得自己很衰？感覺諸事不順？這多半是你在做出判斷時，不斷累積的「選擇錯誤」。大腦的前額葉是負責思考的位置，位於額頭處，雖然外面還有頭蓋骨，但仍然能透過刮痧讓表皮的血流量增加，進而影響內部。當思路清晰，就能明確掌握事情的來龍去脈，做出好的判斷與選擇，讓事情往好的方向發展。當事情皆如你所願時，自然會覺得運氣較好。

Q10 寵物也可以刮痧嗎？

A 可以，毛小孩也是哺乳類動物，基本上刮痧原理是相通的。

MGA 刮痧系統的原理適用於所有暖血的哺乳類動物，所以毛小孩當然也可以刮痧。在第一章我們曾提到，2016 年陳醫師團隊的研究，即是用同為哺乳類的老鼠做刮痧實驗，只是需要先除毛，才能真的刮到表皮。

其實我的母親就曾幫家中的老狗狗刮過痧，因為牠當時不定期有直腸脫垂（脫肛）的問題，而每次脫肛之後，只要幫牠刮完腹部與肛門附近的肌肉，透過刮痧引導肌肉收縮，之後自體就會慢慢吸回去。

至於刮痧手法，以緩而慢且輕柔為主，類似刮老人家或孩童，輕刮即可，避免造成毛小孩太痛，反而攻擊飼主。操作時，**首先要剃除欲刮位置的毛，同樣也要塗刮痧油，方向部分，一樣由內到外、由上到下，力道不可太用力**。事實上，某些狗狗因為先天基因與結構關係，老化之後容易產生特定疾患，例如：臘腸狗的脊椎易有塌陷問題，而柯基犬則容易產生髖關節病變。因此，如果各位讀者家中的毛小孩有上述狀況，不妨平時就幫牠們多刮痧做保養。

當然，前提是毛小孩願意配合，能乖乖的讓你刮痧。如果是貓咪或是比較好動的狗狗，就不要勉強為之，以免受傷。

打完疫苗後手臂腫脹，
能透過刮痧緩解嗎？

專
欄

剛接種完新冠疫苗時，容易出現紅腫脹痛的「新冠手臂」，你可能會好奇，可否透過刮痧來改善，答案是可以的。其實打完任何疫苗之後，若出現手臂腫脹不適的情形，都可以透過刮痧緩解，減少痠痛並消除硬塊。刮痧是一種引導，能把集中在注射處的組織液引導至周圍，加速血流循環，讓疫苗更快於體內起作用。

至於刮法，是以「指扣握」的方式，先請被刮者單手扠腰，讓打針位置的三角肌變肥厚並暴露出來，這樣會比較好處理，之後根據施打時間，刮痧位置如下：

① 當天施打完2至3小時之後

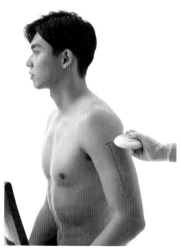

首先要確認注射處已凝血，可輕輕刮拭注射處周圍，透過外圍肌肉，將組織液、發炎物質向外引導。至於刮的位置，為「肩膀往手肘方向刮」（圖5-1）。要注意的是，不可刮到針孔注射的地方。

圖5-1　請往手肘方向順刮。

② 打完疫苗的2至3天之後

　　刮痧位置同樣是「肩膀往手肘方向刮」，一樣是輕輕地往下順刮，不過此時可以直接順刮注射處，不用避開，以減少硬塊產生。

若超過一個月以上仍有硬塊，可輕刮其表面

　　整體來說，打完疫苗後刮痧的用意是舒緩注射後的不適，盡快把疫苗擴散至身體的其他組織，畢竟疫苗主要是為了全身性的作用，所以不用一定要刮出痧來，可輕輕刮至表皮微紅就好。基本上這樣處理後，手臂腫脹不適的情形多半就會有所緩解。此外，我們也曾遇過疫苗施打一個月以上，手臂注射處仍有硬塊的個案。這時，就可以直接在腫塊處加壓往下刮，刮到出紅痧（圖5-2）；由於這時此硬塊（結節）已經是一個傷害，會影響肌肉的收縮，手臂會較注射前容易痠痛或不好用力，而有傷就會有痧，因此通常我們會在結節處刮出一點紅痧，可用「見紅痧就收」的方式來刮通即可。

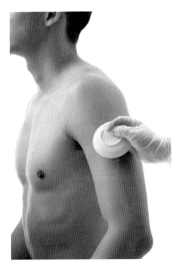

圖5-2　請輕輕加壓腫塊，並往手肘方向順刮。

參考文獻

· Effect of Gua sha therapy on perimenopausal syndrome: a randomized controlled trial.

· Gua Sha, a press-stroke treatment of the skin, boosts the immune response to intradermal vaccination. 2016

· Gua Sha a traditional Chinese healing technique that could mimick physical abuse: a potential issue with forensic implications. A case study. 2015

· Traditional Chinese medicine for neck pain and low back pain: a systematic review and meta-analysis.

· A survey on the prevalence and utilization characteristics of gua sha in the Hong Kong community. 2015

· Combination treatment with Gua Sha and Blood-letting causes attenuation of systemic inflammation, activated coagulation, tissue ischemia and injury during heatstroke in rats.

· Addendum: Safety Standards for Gua sha (press-stroking) and Ba guan (cupping). 2014

· Acute epiglottitis following traditional Chinese gua sha therapy. 2015

· Report of a case of Gua Sha and an awareness of folk remedies.

· Gua Sha, an ancient technical management, for certain illness.

· Randomized controlled pilot study: pain intensity and pressure pain thresholds in patients with neck and low back pain before and after traditional East Asian "gua sha" therapy.

· Safety protocols for gua sha (press-stroking) and baguan (cupping). 2012

· Current applications of molecular imaging and luminescence-based techniques in traditional Chinese medicine.

· Effectiveness of traditional Chinese "gua sha" therapy in patients with chronic neck pain: a randomized controlled trial.

· Effects of Gua-Sha therapy on breast engorgement: a randomized controlled trial.

· An unusual pattern of Ecchymosis related to Gua Sha.

· Bioluminescence imaging of heme oxygenase-1 upregulation in the Gua Sha procedure.

· Gua sha research and the language of integrative medicine. 2009

· Demographics, training, and practice patterns of practitioners of folk medicine in Taiwan: a survey of the Taipei metropolitan area.

· An experience applying Gua-Sha to help a parturient women with breast fullness.

· Gua Sha for migraine in inpatient withdrawal therapy of headache due to medication overuse.

· The effect of Gua Sha treatment on the microcirculation of surface tissue: a pilot study in healthy subjects. 2007

· Effects of GUA SHA on Heart Rate Variability in Healthy Male Volunteers under Normal Condition and Weightlifters after Weightlifting Training Sessions.

· Using Gua-Sha to treat musculoskeletal pain: a systematic review of controlled clinical trials.

別讓自責成為一種習慣

放過自己的100個正向練習。

「錯不在你!」只要明白這點,
就能活得更輕鬆!

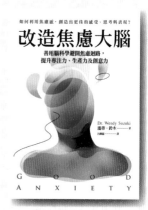

根本裕幸◎著

改造焦慮大腦

焦慮不是弱點,而是一種天賦!

善用腦科學避開焦慮迴路,
提升專注力、生產力及創意力。

溫蒂・鈴木◎著

就算長大了,也還是會難過

寫給在大人世界中跌跌撞撞,
卻仍然很努力的你!

不完美也沒關係,
擁抱自己的55個溫暖練習。

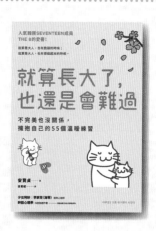

安賢貞◎著

健康力

科學刮痧修復全書：【圖解】8大部位 X 34個對症手法，從痧圖
回推傷害，讓身體再也不疼痛

2023年8月初版　　　　　　　　　　　　　　　　　　定價：新臺幣450元
2023年12月初版第六刷

著　　者	黃	卉	君	
採訪撰稿	趙		敏	

圖片來源：李土欣、Shutterstock
動作示範：郭顯昌
妝髮造型：kylie（新秘kylie Tsai Studio）
照片攝影：力馬亞文化創意社

文字整理　周　書　宇
叢書主編　陳　永　芬
校　　對　陳　佩　伶
美術設計　比比司設計工作室

出　　版　　者　聯經出版事業股份有限公司
地　　　　　址　新北市汐止區大同路一段369號1樓
叢書主編電話　（02）86925588轉5306
台北聯經書房　台北市新生南路三段94號
電　　　　　話　（02）23620308
郵政劃撥帳戶第0100559-3號
郵撥電話　（02）23620308
印　　刷　　者　文聯彩色製版印刷有限公司
總　經　銷　聯合發行股份有限公司
發　行　所　新北市新店區寶橋路235巷6弄6號2樓
電　　　　　話　（02）29178022

副總編輯　陳　逸　華
總編輯　涂　豐　恩
總經理　陳　芝　宇
社　長　羅　國　俊
發行人　林　載　爵

行政院新聞局出版事業登記證局版臺業字第0130號

本書如有缺頁，破損，倒裝請寄回台北聯經書房更換。　　ISBN　978-957-08-7056-5 (平裝)
聯經網址：www.linkingbooks.com.tw
電子信箱：linking@udngroup.com

國家圖書館出版品預行編目資料

科學刮痧修復全書：【圖解】8大部位X34個對症手法，

從痧圖回推傷害，讓身體再也不疼痛/黃卉君著．初版．新北市．

聯經．2023年8月．236面．17×23公分（健康力）

ISBN　978-957-08-7056-5（平裝）

[2023年12月初版第六刷]

1.CST：刮痧

413.99　　　　　　　　　　　　　　　　　112012282